CAHIERS DU PCEM

HISTOLOGIE
EMBRYOLOGIE

QCM-QROC-PLANCHES

par

J.-P. VARTANIAN

AF855008

ERA Editions Robert Atlani

OUVRAGES PARUS

Bases physiques de la R.M.N.
Probabilités Statistiques : Sciences Économiques
N° 1 Ce qu'il faut savoir en Physique.
N° 2 Probabilités Statistiques : P.C.E.M. Pharmacie.
N° 3 Biophysique : Physico-chimie. Hémodynamique : Annales corrigées.
N° 4 Physique Biophysique : Radiations Ionisantes.
N° 10 Biochimie.
N° 16 Biologie Cellulaire.
N° 20 Génétique.
N° 21 Physique : Pharmacie.
N° 22 Bases Élémentaires de la Chimie.
N° 23 Mécanique des fluides : Collection Annathem.
N° 24 Optique - Ondes : Collection Annathem.
N° 25 Thermodynamique : Collection Annathem.
N° 26 Électricité : Collection Annathem.
N° 27 Énergétique - Radioactivité : Collection Annathem.
N° 28 Chimie Générale.
N° 29 Chimie Organique.
N° 30 Probabilités et Statistiques Biomédicales.
N° 31 Chimie Physique.
N° 32 Thermodynamique.
N° 33 Mathématique : Pharmacie.
N° 34 Histologie Embryologie.
N° 35 Physique : Annales corrigées 1994.
N° 36 Chimie : Annales corrigées 1994.
N° 37 Physique : Annales corrigées 1995.
N° 38 Chimie : Annales corrigées 1995.
N° 39 Chimie Organique : Pharmacie.
N° 40 Physique : Annales corrigées 1996.
N° 41 Chimie : Annales corrigées 1996.
N° 42 Probabilités et Statistiques : Annales corrigées 1996.

La loi du 11 mars 1957 n'autorisant, aux termes des alinéas 2 et 3 de l'article 41, que les « copies ou reproductions strictement réservées à l'usage privé du copiste et non destinées à une utilisation collective », « toute représentation ou reproduction intégrale, ou partielle, faite sans le consentement de l'auteur ou de ses ayants droits ou ayants cause, est illicite » (alinéa premier de l'article 40).
Toute traduction, toute représentation ou reproduction, par quelque procédé que ce soit, constitueraient donc une contrefaçon sanctionnée par les articles 44 et suivants du Code pénal.

© 1996, Éditions R. ATLANI
33 Boulevard d'Auteuil
92100 BOULOGNE
ISBN 2-907283-23-5

gds imprimeurs limoges

Cet ouvrage est une compilation d'annales et d'exercices d'histologie et d'embryologie de diverses Universités parisiennes et provinciales.

SOMMAIRE

HISTOLOGIE

CHAPITRE I

LES EPITHELIUMS DE REVETEMENT ET GLANDULAIRES

A- Questions à choix multiples (QCM).

LES EPITHELIUMS DE REVETEMENT.

I. A-1 A propos des épithéliums :

1) Les cellules épithéliales sont étroitement juxtaposées les unes aux autres

2) En général, il n'y a pas de vaisseaux entre les cellules épithéliales

3) Toutes les cellules épithéliales reposent sur une membrane basale

4) Les cellules épithéliales sont capables de se régénérer

5) La forme des cellules épithéliales varie selon le tissu épithélial

	1	2	3	4	5
Vrai	❑	❑	❑	❑	❑
Faux	❑	❑	❑	❑	❑

I. A-2 A propos des jonctions cellulaires :

1) Les cellules intestinales présentent une zonula occludens

2) Les desmosomes sont présents dans la peau

3) La membrane basale est colorable par imprégnation d'osmium

4) La membrane basale a un rôle de défense face aux processus cancéreux

5) L'épithélium des trompes est prismatique

	1	2	3	4	5
Vrai	❑	❑	❑	❑	❑
Faux	❑	❑	❑	❑	❑

I. A-3 A propos des épithéliums ciliés :

1) Les stéréocils sont recouverts de glycocalyx

2) La microvillosité présente en son centre un tonofilament

3) Les épithéliums ciliés sont des épithéliums prismatiques à jonctions communicantes

4) La dynéine fournit l'énergie nécessaire au mouvement des cils

5) Les cônes efférents sont des épithéliums ciliés

	1	2	3	4	5
Vrai	❑	❑	❑	❑	❑
Faux	❑	❑	❑	❑	❑

I. A-4 Un épithélium pavimenteux simple s'observe :

1) Au niveau de l'endocarde

2) Au niveau de la cornée transparente

3) Au niveau du mésentère

4) Au niveau du revêtement cutané

	1	2	3	4
Vrai	❑	❑	❑	❑
Faux	❑	❑	❑	❑

I. A-5 A propos du mésothélium :

1) C'est un épithélium de protection

2) C'est un épithélium d'absorption

3) C'est un épithélium d'échanges

4) C'est un épithélium de glissement

5) C'est un épithélium de sécrétion

	1	2	3	4	5
Vrai	❑	❑	❑	❑	❑
Faux	❑	❑	❑	❑	❑

I. A-6 Quels sont les éléments communs aux épithéliums respiratoires et aux épithéliums de revêtement gastrique normaux ?

1) Ils ont une activité mucipare

2) Ils sont renouvelés par des cellules basales

3) Ils comportent des zones de métaplasie malpighienne

4) Ils sont traversés par des cellules migratrices

5) Ils sont associés à un chorion pour former une muqueuse

	1	2	3	4	5
Vrai	❑	❑	❑	❑	❑
Faux	❑	❑	❑	❑	❑

I. A-7 A propos de la prolifération cellulaire :

1) Les assises parabasales participent au renouvellement épithélial

2) Les chalones produisent une inhibition définitive de la multiplication cellulaire

3) Les estrogènes augmentent l'indice mitotique

4) Le temps de renouvellement est plus court dans l'épiderme que dans l'épithélium intestinal

5) La prolifération malpighienne dans l'épithélium respiratoire est une métaplasie de différenciation

	1	2	3	4	5
Vrai	❑	❑	❑	❑	❑
Faux	❑	❑	❑	❑	❑

I. A-8 A propos des cils et des microvillosités :

1) Ce sont des expansions du cytoplasme de la cellule

2) Ils sont limités par la membrane plasmique

3) Ils contiennent des éléments du cytosquelette

4) Ils sont formés d'une protéine, l'actine

5) Leurs structures détaillées ne s'observent bien qu'en microscopie électronique

	1	2	3	4	5
Vrai	❑	❑	❑	❑	❑
Faux	❑	❑	❑	❑	❑

I. A-9 Quelles sont les caractéristiques des tissus épithéliaux normaux ?

1) Les cellules épithéliales sont obligatoirement unies par des cadres cellulaires

2) Les cellules épithéliales peuvent être marquées par des anticorps anti-vimentine

3) Les cellules endocrines intra-épithéliales sont révélées par imprégnation argentique

4) Les tumeurs qui se développent à partir des cellules épithéliales sont des carcinomes

5) Ils ont tous la même origine embryologique

	1	2	3	4	5
Vrai	❑	❑	❑	❑	❑
Faux	❑	❑	❑	❑	❑

I. A-10 A propos des desmosomes :

1) Ce sont des points de forte cohésion intra-cellulaire

2) Ce sont des structures cellulaires douées de plasticité

3) Ils sont constitués de deux structures identiques appartenant à deux cellules voisines

4) Ils peuvent être appelés zonula adhaerens

	1	2	3	4
Vrai	❑	❑	❑	❑
Faux	❑	❑	❑	❑

I. A-11 Dans l'épithélium respiratoire :

1) Les cellules sécrétrices (cellules de Clara) élaborent le mucus bronchique

2) Une assise germinative renouvelle tous les types cellulaires épithéliaux

3) L'assise germinative est à l'origine de plages de métaplasie malpighienne

4) Le chorion de la muqueuse bronchique est responsable de la différenciation des cellules épithéliales

5) Les cellules endocrines sont renouvelées par les cellules basales

	1	2	3	4	5
Vrai	❑	❑	❑	❑	❑
Faux	❑	❑	❑	❑	❑

I. A-12 Dans un épithélium épidermoïde normal :

1) Les cellules du corps muqueux de Malpighi évoluent vers la kératinisation

2) Le renouvellement cellulaire est assuré exclusivement par l'assise germinative

3) Le rapport nucléo-cytoplasmique est plus élevé vers la surface qu'en profondeur

4) Les cellules de Langerhans sont d'origine monocytaire

5) Il n'y a pas de cellules pigmentaires

	1	**2**	**3**	**4**	**5**
Vrai	❑	❑	❑	❑	❑
Faux	❑	❑	❑	❑	❑

I. A-13 Quelles cellules possèdent un cadre épicellulaire ?

1) La cellule caliciforme

2) La cellule endothéliale

3) La cellule ciliée

4) La cellule malpighienne

	1	**2**	**3**	**4**
Vrai	❑	❑	❑	❑
Faux	❑	❑	❑	❑

I. A-14 L'appareil de Golgi de la cellule acineuse pancréatique comporte :

1) Des membranes

2) Des vésicules

3) Des grains immatures

4) Des ribosomes

	1	**2**	**3**	**4**
Vrai	❑	❑	❑	❑
Faux	❑	❑	❑	❑

I. A-15 Où trouve-t-on de l'épithélium pavimenteux simple ?

1) Au niveau du vagin

2) Au niveau de l'endocarde

3) Au niveau de l'épithélium antérieur de la cornée transparente

4) Au niveau de la plèvre

	1	2	3	4
Vrai	❑	❑	❑	❑
Faux	❑	❑	❑	❑

I. A-16 Où trouve-t-on de l'épithélium pseudostratifié polymorphe ?

1) Au niveau de l'endomètre

2) Au niveau de l'épithélium intestinal

3) Au niveau de l'épithélium trachéal

4) Au niveau de l'épithélium urinaire

	1	2	3	4
Vrai	❑	❑	❑	❑
Faux	❑	❑	❑	❑

I. A-17 Les filaments qui apparaissent dans les stéréocils sont :

1) Des microfilaments d'actine

2) Des microtubules

3) Des tonofilaments

4) Des neurofilaments

	1	2	3	4
Vrai	❑	❑	❑	❑
Faux	❑	❑	❑	❑

I. A-18 Quels sont les épithéliums pluristratifiés kératinisés ?

1) L'épithélium vaginal

2) L'épiderme

3) L'épithélium buccal

4) L'épithélium des tubes séminifères du testicule

	1	2	3	4
Vrai	❑	❑	❑	❑
Faux	❑	❑	❑	❑

I. A-19 Quels sont les systèmes de jonction formant les complexes jonctionnels ?

1) Les zonula adhaerens, macula adhaerens, macula occludens

2) Les zonula occludens, macula adhaerens, macula occludens

3) Les zonula occludens, zonula adhaerens, macula occludens

4) Aucun de ces systèmes

	1	2	3	4
Vrai	❑	❑	❑	❑
Faux	❑	❑	❑	❑

I. A-20 Quels termes désignent un accroissement de la prolifération épithéliale ?

1) L'aplasie

2) L'hyperplasie

3) La dysplasie

4) La néoplasie

5) L'hypertrophie

	1	2	3	4	5
Vrai	❑	❑	❑	❑	❑
Faux	❑	❑	❑	❑	❑

I. A-21 Dans les épithéliums malpighiens normaux :

1) Le rapport nucléo-cytoplasmique diminue vers la surface

2) La maturation forme toujours une couche kératinisée

3) La croissance peut être stimulée par les estrogènes

4) L'assise germinative assure seule le renouvellement épithélial

5) La lame basale peut présenter des discontinuités

	1	2	3	4	5
Vrai	❑	❑	❑	❑	❑
Faux	❑	❑	❑	❑	❑

I. A-22 A propos des endothéliums :

1) Ce sont des épithéliums pavimenteux stratifiés

2) Ils sont d'origine mésenchymateuse

3) Ils sont renouvelés par des cellules basales

4) Ils tapissent les cavités coelomiques

5) Ils bordent aussi les vaisseaux lymphatiques

	1	2	3	4	5
Vrai	❑	❑	❑	❑	❑
Faux	❑	❑	❑	❑	❑

I. A-23 Un épithélium de revêtement prismatique simple comporte :

1) Une assise de cellules associées par des dispositifs de jonction

2) Une lame basale continue soutenant toutes les cellules épithéliales

3) Des cellules prismatiques dépourvues d'activité sécrétoire

4) De place en place, des cellules basales de remplacement

5) Plusieurs variétés de cellules épithéliales

	1	2	3	4	5
Vrai	❑	❑	❑	❑	❑
Faux	❑	❑	❑	❑	❑

I. A-24 Dans l'épithélium respiratoire :

1) Les cellules ciliées sont renouvelées par des cellules basales

2) Les cellules basales renouvellent tous les types cellulaires

3) Les cellules endocrines participent au revêtement épithélial

4) On peut observer des plages d'épithéliums épidermoïdes

5) Les cellules sécrétrices de Clara élaborent des hormones peptidiques

	1	**2**	**3**	**4**	**5**
Vrai	❑	❑	❑	❑	❑
Faux	❑	❑	❑	❑	❑

I. A-25 Quelle est la longueur d'un cil vibratil ?

1) 7 nm

2) 10 à 20 nm

3) 2 microns

4) 7 à 10 microns

	1	**2**	**3**	**4**
Vrai	❑	❑	❑	❑
Faux	❑	❑	❑	❑

I. A-26 Avec quel milieu le pôle apical de la cellule est-il en contact ?

1) Milieu extérieur

2) Milieu intérieur

3) Milieu extérieur et intérieur

4) Aucun de ces milieux

	1	**2**	**3**	**4**
Vrai	❑	❑	❑	❑
Faux	❑	❑	❑	❑

I. A-27 Quelles sont les cellules à plateau strié ?

1) L'entérocyte

2) La cellule du tube contourné du rein

3) L'hépatocyte

4) La cellule de l'épithélium respiratoire

	1	2	3	4
Vrai	❑	❑	❑	❑
Faux	❑	❑	❑	❑

I. A-28 A propos de l'épithélium des voies aériennes supérieures :

1) C'est un épithélium prismatique à pôle muqueux fermé

2) C'est un épithélium simple avec cellules caliciformes

3) C'est un épithélium stratifié kératinisé

4) C'est un épithélium stratifié non kératinisé

	1	2	3	4
Vrai	❑	❑	❑	❑
Faux	❑	❑	❑	❑

I. A-29 D'ou viennent les cellules nouvelles de l'épithélium ?

1) De la membrane basale

2) De la partie superficielle de l'épithélium

3) De cellules épithéliales indifférenciées

4) De la muqueuse

	1	2	3	4
Vrai	❑	❑	❑	❑
Faux	❑	❑	❑	❑

I. A-30 Quel est le diamètre d'un stéréocil ?

1) 10 nm

2) 25 nm

3) 0.1 micron

4) 1 à 3 microns

	1	2	3	4
Vrai	❑	❑	❑	❑
Faux	❑	❑	❑	❑

I. A-31 A propos du plateau strié de la cellule intestinale :

1) Il est visible en microscopie photonique

2) Il est le support d'enzymes de la chaîne respiratoire

3) Il est le support d'enzymes hydrolytiques

4) Il est le support d'enzymes intervenant dans l'élaboration des protéines

	1	2	3	4
Vrai	❑	❑	❑	❑
Faux	❑	❑	❑	❑

I. A-32 A propos des épithéliums de revêtement :

1) Par opposition aux épithéliums glandulaires, ils n'ont jamais d'activité sécrétoire

2) Ceux qui bordent les canaux excréteurs peuvent être unis ou pluristratifiés

3) Les cellules endothéliales peuvent être marquées par des anticorps "anti-facteur VIII"

4) Les mésothéliums sont d'origine mésoblastique

5) La plèvre est tapissée par un épithélium prismatique simple

	1	2	3	4	5
Vrai	❑	❑	❑	❑	❑
Faux	❑	❑	❑	❑	❑

I. A-33 Dans un épithélium respiratoire :

1) Toutes les cellules sont renouvelées par des cellules basales

2) Les cellules épithéliales sont associées par des cadres cellulaires

3) On peut observer des plages de métaplasie épidermoïde

4) Les cellules de Clara sécrètent des hormones

5) En cas de tumeur maligne, l'examen microscopique du mucus peut montrer des cellules cancéreuses

	1	2	3	4	5
Vrai	❑	❑	❑	❑	❑
Faux	❑	❑	❑	❑	❑

I. A-34 A propos des épithéliums :

1) Les épithéliums stratifiés sont toujours des épithéliums de revêtement

2) Les épithéliums glandulaires ne sont jamais vascularisés

3) Les endothéliums sont les épithéliums de revêtement de l'appareil circulatoire

4) Les épithéliums ne reçoivent pas d'innervation

5) Les mésothéliums sont d'origine mésoblastique

	1	2	3	4	5
Vrai	❑	❑	❑	❑	❑
Faux	❑	❑	❑	❑	❑

I. A-35 A propos des capillaires sanguins de la villosité intestinale :

1) Ils forment un réseau sous-épithélial

2) Ils possèdent une lame basale

3) Ils sont fenêtrés en microscopie électronique

4) Ils sont perméables aux chylomicrons

	1	2	3	4
Vrai	❑	❑	❑	❑
Faux	❑	❑	❑	❑

I. A-36 Dans un épithélium malpighien :

1) On peut observer des cellules intégrées endocrines

2) Les cellules parabasales peuvent participer au renouvellement cellulaire

3) Les chalones G_2 accélèrent la prolifération cellulaire

4) Il n'y a jamais de métaplasie

5) Le phénomène de croissance se traduit par une élévation du rapport nucléo-cytoplasmique

	1	2	3	4	5
Vrai	❑	❑	❑	❑	❑
Faux	❑	❑	❑	❑	❑

I. A-37 A propos des glandes mammaires :

1) Elles sont de type composé

2) Elles sont séparées par du tissu conjonctif fibreux

3) Elles comportent des lobules

4) Elles s'ouvrent par un canal commun au niveau du mamelon

	1	2	3	4
Vrai	❑	❑	❑	❑
Faux	❑	❑	❑	❑

I. A-38 A propos de l'épithélium vaginal d'une femme ayant un cycle menstruel de 28 jour :

1) C'est un épithélium pavimenteux stratifié

2) C'est un épithélium malpighien kératinisé

3) Les cellules de surface sont nucléées

4) La majorité des cellules qui desquament au 14ème jour du cycle ont un noyau pycnotique

	1	2	3	4
Vrai	❑	❑	❑	❑
Faux	❑	❑	❑	❑

I. A-39 Par quelles jonctions peuvent se faire des échanges inter-cellulaires ?

1) Desmosomes

2) Zonula occludens

3) Zonula adhaerens

4) Nexus

	1	2	3	4
Vrai	❑	❑	❑	❑
Faux	❑	❑	❑	❑

I. A-40 La face superficielle ou luminale d'une cellule épithéliale de revêtement peut être en relation :

1) Avec le milieu intérieur circulant

2) Avec le milieu extérieur

3) Avec un film de mucines

4) Avec une lame basale

	1	2	3	4
Vrai	❑	❑	❑	❑
Faux	❑	❑	❑	❑

I. A-41 Quels sont les critères pris en compte pour la lecture d'un frottis vaginal ?

1) La forme des cellules

2) L'affinité tinctoriale

3) L'aspect de la chromatine

4) La taille des noyaux

	1	2	3	4
Vrai	❑	❑	❑	❑
Faux	❑	❑	❑	❑

I. A-42 Quels épithéliums sont renouvelés par une zone germinative ?

1) L'épithélium oesophagique

2) L'épithélium gastrique

3) L'épithélium trachéal

4) L'épithélium pylorique

5) L'épithélium vaginal

	1	2	3	4	5
Vrai	❑	❑	❑	❑	❑
Faux	❑	❑	❑	❑	❑

I. A-43 Quels appareils ou systèmes renferment des "tuniques muqueuses" ?

1) L'appareil digestif

2) L'appareil cardiovasculaire

3) Le système nerveux

4) L'appareil génital

	1	2	3	4
Vrai	❑	❑	❑	❑
Faux	❑	❑	❑	❑

I. A-44 A propos des microvillosités de l'entérocyte :

1) Elles participent à la constitution du cadre épicellulaire

2) Elles ont une haute teneur en glycoprotéines membranaires

3) Elles empêchent la diffusion des molécules dans les espaces inter-cellulaires

4) Elles ont pour fonction des transports moléculaires transmembranaires

	1	2	3	4
Vrai	❑	❑	❑	❑
Faux	❑	❑	❑	❑

I. A-45 A propos des épithéliums de revêtement :

1) Ils sont tous d'origine ectoblastique

2) Ils peuvent avoir une fonction endocrine

3) Ils sont toujours sous-tendus par une lame basale

4) Ils élaborent de la laminine

5) Les tumeurs cancéreuses qui s'y développent sont des carcinomes

	1	2	3	4	5
Vrai	❑	❑	❑	❑	❑
Faux	❑	❑	❑	❑	❑

A- Questions à choix multiples (QCM).

LES EPITHELIUMS GLANDULAIRES.

I. A-46 A propos des épithéliums glandulaires :

1) Les glandes endocrines et exocrines puisent les éléments nécessaires à l'élaboration de leur produit de sécrétion dans le sang

2) Les glandes endocrines rejettent leur produit de sécrétion dans le sang

3) Les glandes endocrines à sécrétion polypeptidique rejettent leur produit de sécrétion par exocytose, selon un mode mérocrine

4) Il n'existe pas de cellules glandulaires endocrines isolées dans un épithélium de revêtement

5) La glande mammaire est une glande exocrine à sécrétion à la fois protidique, lipidique et glucidique

	1	2	3	4	5
Vrai	❑	❑	❑	❑	❑
Faux	❑	❑	❑	❑	❑

I. A-47 A propos des glandes endocrines :

1) Ce sont des unités anatomiques

2) Elles sont richement vascularisées

3) Celles à cellules granuleuses ont des sécrétions protéiques

4) Leurs canaux excréteurs sont de forme alvéolaire

	1	2	3	4
Vrai	❑	❑	❑	❑
Faux	❑	❑	❑	❑

I. A-48 A propos des glandes exocrines:

1) Elles peuvent être mixtes

2) Elles peuvent sécréter des hormones

3) Elles rejettent leur produit par un canal sauf les cellules exocrines isolées

4) Leur mode d'excrétion est selon les glandes, mérocrine, apocrine ou holocrine

5) Dans l'excrétion de type holocrine, les produits sécrétés sont rejetés avec la totalité de la cellule

	1	2	3	4	5
Vrai	❑	❑	❑	❑	❑
Faux	❑	❑	❑	❑	❑

I. A-49 Dans la partie exocrine du pancréas :

1) Les cellules endocrines s'intercalent entre les cellules acineuses

2) Les cellules acineuses sécrètent du mucigène

3) Les acini sont des glandes mixtes

4) Les cellules myo-épithéliales font partie de l'acinus

5) L'excrétion est de type mérocrine

	1	2	3	4	5
Vrai	❑	❑	❑	❑	❑
Faux	❑	❑	❑	❑	❑

I. A-50 A propos des cellules glandulaires exocrines :

1) La différenciation apicale est marquée

2) Elles reposent sur une membrane basale les séparant du tissu conjonctif

3) Elles sont polarisées en fonction de leur excrétion

4) Les canaux excréteurs peuvent avoir une activité sécrétrice

5) Le renouvellement des glandes tubuleuses se fait par des mitoses à la jonction avec le canal excréteur

	1	2	3	4	5
Vrai	❑	❑	❑	❑	❑
Faux	❑	❑	❑	❑	❑

I. A-51 A propos des glandes exocrines :

1) Le pancréas exocrine est une glande muqueuse

2) Le mode holocrine est équivalent à une exocytose

3) L'épithélium vaginal est malpighien non kératinisé

4) Le glycocalyx est une barrière sélective des microvillosités

	1	2	3	4
Vrai	❑	❑	❑	❑
Faux	❑	❑	❑	❑

I. A-52 A propos des cellules endocrines des épithéliums simples :

1) Elles s'appuient obligatoirement sur la lame basale épithéliale

2) Elles ont une polarité basale

3) Elles reçoivent, à leur contact, des terminaisons de fibres nerveuses végétatives

4) Elles font partie des cellules nerveuses

5) Elles sécrètent toujours des amines biogènes

	1	2	3	4	5
Vrai	❑	❑	❑	❑	❑
Faux	❑	❑	❑	❑	❑

I. A-53 A propos des glandes et des épithéliums de revêtement :

1) Les glandes endocrines agranuleuses sont productrices de stéroïdes

2) La membrane basale présente des fibres de réticuline

3) Un complexe jonctionnel est formé par zonula occludens, zonula adhaerens, macula adhaerens

4) Le pancréas exocrine est une glande acineuse

	1	2	3	4
Vrai	❑	❑	❑	❑
Faux	❑	❑	❑	❑

I. A-54 A propos des glandes endocrines :

1) Elles sont régulées par rétro-contrôle

2) Elles sont organisées en acini

3) Elles sont constituées de cellules cubiques

4) Elles ne sécrètent pas d'amines biogènes

	1	2	3	4
Vrai	❑	❑	❑	❑
Faux	❑	❑	❑	❑

I. A-55 A propos de la glande amphicrine :

1) C'est une glande exocrine à double canaux

2) C'est une glande endocrine à vascularisation spéciale

3) C'est une glande à double fonctions exocrine/endocrine

4) C'est une glande tubulo-acineuse

5) C'est une glande séro-muqueuse

	1	2	3	4	5
Vrai	❑	❑	❑	❑	❑
Faux	❑	❑	❑	❑	❑

I. A-56 A propos des épithéliums glandulaires :

1) Les épithéliums respiratoires présentent des cellules caliciformes

2) Les sécrétions séreuses sont majoritairement des polysaccharides

3) Les cellules sécrétrices d'amines biogènes sont riches en réticulum endoplasmique lisse

4) Les glandes mammaires ont un mode de sécrétion apocrine

	1	2	3	4
Vrai	❑	❑	❑	❑
Faux	❑	❑	❑	❑

I. A-57 A propos des glandes muqueuses :

1) Elles sont en forme de tubes

2) Le produit sécrété est riche en enzymes

3) Les sécrétions se font par le mode holocrine

4) On en trouve dans les glandes salivaires

	1	2	3	4
Vrai	❑	❑	❑	❑
Faux	❑	❑	❑	❑

I. A-58 A propos des glandes mixtes :

1) Ce sont des glandes ayant des éléments exo et endocrines

2) Elles existent dans les épithéliums respiratoires

3) Elles possèdent des éléments muqueux et séreux

4) Elles possèdent des cellules caliciformes

	1	2	3	4
Vrai	❑	❑	❑	❑
Faux	❑	❑	❑	❑

I. A-59 A propos des cellules séreuses :

1) Elles sont organisées en acinus

2) Ce sont des cellules pyramidales

3) Elles présentent une large lumière

4) Elles sont présentes dans le pancréas

5) Elles se renouvellent par une couche germinative

	1	2	3	4	5
Vrai	❑	❑	❑	❑	❑
Faux	❑	❑	❑	❑	❑

I. A-60 A propos des épithéliums glandulaires :

1) Les cellules de Leydig sont des cellules agranuleuses

2) Le foie est une glande amphicrine

3) Les cellules glandulaires des glandes sébacées sont holocrines

4) Le mucus est une protection vis à vis de l'activité de certains produits

	1	2	3	4
Vrai	❑	❑	❑	❑
Faux	❑	❑	❑	❑

I. A-61 A propos du renouvellement épithélial :

1) La progestérone a une forte activité mitotique

2) Les épithéliums glandulaires proviennent d'épithéliums de revêtement embryonnaires

3) L'épiderme est renouvelé plus rapidement que l'épithélium intestinal

4) L'index mitotique mesure le taux de renouvellement cellulaire

5) L'excès de prolifération se traduit par une hypertrophie épithéliale

	1	2	3	4	5
Vrai	❑	❑	❑	❑	❑
Faux	❑	❑	❑	❑	❑

I. A-62 A propos du pancréas exocrine :

1) C'est une glande à sécrétion apocrine

2) Les acini comportent des cellules myo-épithéliales

3) Les canaux excréteurs sont bordés par un épithélium cubique puis pavimenteux

4) Les cellules des acini possèdent très peu de réticulum endoplasmique granulaire

5) C'est une glande d'origine épiblastique

	1	2	3	4	5
Vrai	❑	❑	❑	❑	❑
Faux	❑	❑	❑	❑	❑

B- Questions à réponses ouvertes et courtes (QROC).

I. B-1 Quelle est la constitution d'un épithélium pluristratifié non kératinisé ?

I. B-2 Définir un endothélium

I. B-3 Quelle est la fonction principale des microvillosités ?

I. B-4 Citer une cellule présentant une bordure en brosse

I. B-5 Quelles sont les cellules rencontrées dans un épithélium pseudostratifié prismatique ?

I. B-6 Quels sont les critères morphologiques permettant de classer les épithéliums ?

I. B-7 Définir une glande

I. B-8 Définir une glande mixte

I. B-9 Quelle est la caractéristique des noyaux des cellules sécrétant du mucus ?

I. B-10 Citer des cellules à sécrétion séreuse

I. B-11 Quelle est l'origine des cellules endocrines disposées dans certains épithéliums ?

I. B-12 Donner des exemples d'épithéliums malpighiens non kératinisés

I. B-13 Quelle est la structure du cytosquelette des cellules épithéliales ?

I. B-14 Quels sont les éléments responsables de la fonction d'absorption d'un épithélium ?

I. B-15 Donner un exemple de glande à sécrétion muqueuse

I. B-16 Légender correctement la planche suivante

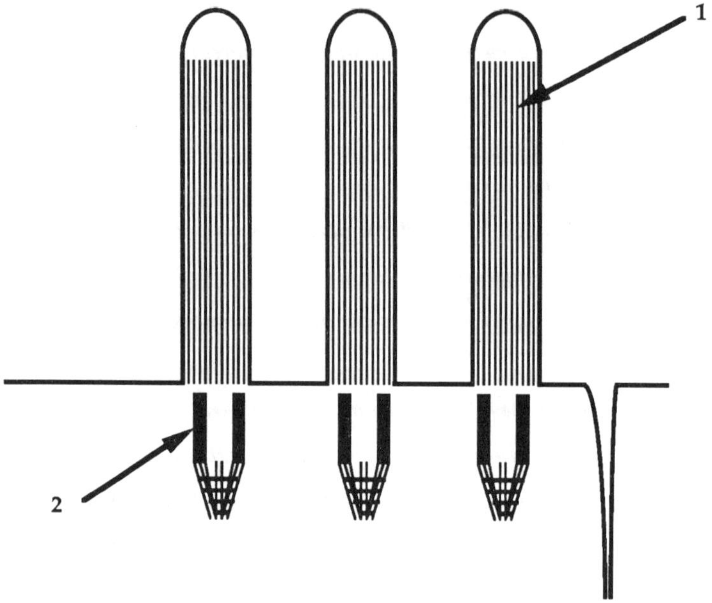

1:
2:

I. B-17 Légender correctement la planche suivante

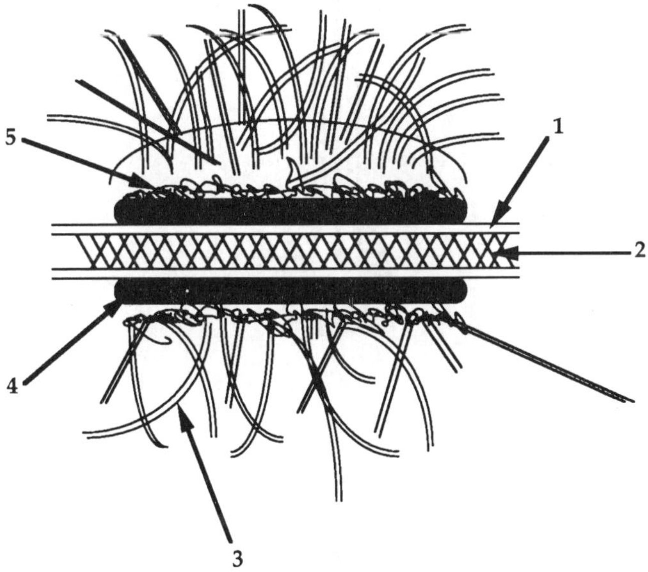

1 :
2 :
3 :
4 :
5 :

I. B-18 Légender correctement la planche suivante

A :

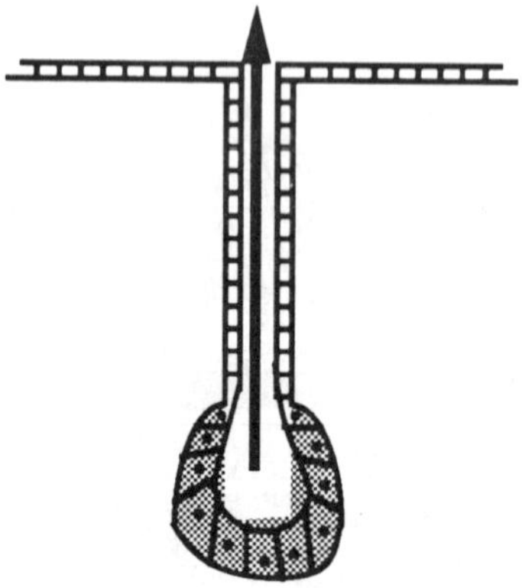

B :

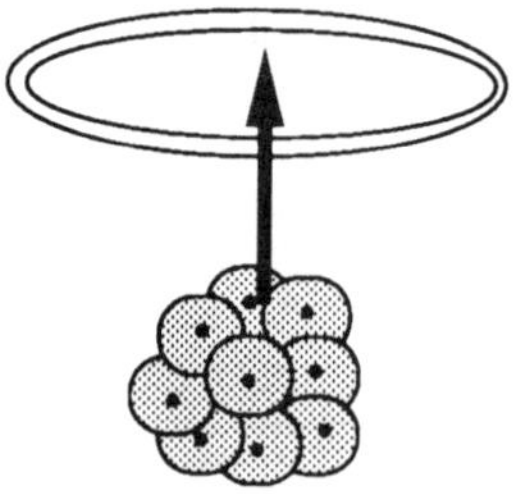

SOLUTIONS

LES EPITHELIUMS DE REVETEMENT ET GLANDULAIRES

A- Questions à choix multiples (QCM).

I. A-1	1	2	3	4	5
Vrai	☒	☒	☐	☒	☒
Faux	☐	☐	☒	☐	☐

I. A-2	1	2	3	4	5
Vrai	☒	☒	☐	☒	☒
Faux	☐	☐	☒	☐	☐

I. A-3	1	2	3	4	5
Vrai	☒	☐	☒	☒	☒
Faux	☐	☒	☐	☐	☐

I. A-4	1	2	3	4
Vrai	☒	☒	☒	☐
Faux	☐	☐	☐	☒

I. A-5	1	2	3	4	5
Vrai	☐	☐	☐	☒	☐
Faux	☒	☒	☒	☐	☒

I. A-6	1	2	3	4	5
Vrai	☒	☐	☐	☒	☒
Faux	☐	☒	☒	☐	☐

I. A-7	1	2	3	4	5
Vrai	☒	☐	☒	☐	☒
Faux	☐	☒	☐	☒	☐

I. A-8	1	2	3	4	5
Vrai	☒	☒	☒	☐	☒
Faux	☐	☐	☐	☒	☐

I. A-9	1	2	3	4	5
Vrai	☐	☐	☒	☒	☐
Faux	☒	☒	☐	☐	☒

I. A-10	1	2	3	4
Vrai	☒	☐	☒	☐
Faux	☐	☒	☐	☒

I. A-11	1	2	3	4	5
Vrai	☐	☐	☐	☒	☐
Faux	☒	☒	☒	☐	☒

I. A-12	1	2	3	4	5
Vrai	☐	☐	☐	☒	☐
Faux	☒	☒	☒	☐	☒

I. A-13	1	2	3	4
Vrai	☒	☐	☒	☐
Faux	☐	☒	☐	☒

I. A-14	1	2	3	4
Vrai	☒	☒	☒	☐
Faux	☐	☐	☐	☒

I. A-15	1	2	3	4
Vrai	☐	☒	☐	☒
Faux	☒	☐	☒	☐

I. A-16	1	2	3	4
Vrai	☐	☐	☐	☒
Faux	☒	☒	☒	☐

I. A-17	1	2	3	4
Vrai	☒	☐	☐	☐
Faux	☐	☒	☒	☒

I. A-18	1	2	3	4
Vrai	☐	☒	☐	☐
Faux	☒	☐	☒	☒

I. A-19	1	2	3	4
Vrai	☐	☐	☒	☐
Faux	☒	☒	☐	☒

I. A-20	1	2	3	4	5
Vrai	☐	☒	☐	☒	☐
Faux	☒	☐	☒	☐	☒

I. A-21	1	2	3	4	5
Vrai	☒	☐	☒	☐	☐
Faux	☐	☒	☐	☒	☒

I. A-22	1	2	3	4	5
Vrai	☐	☒	☐	☐	☒
Faux	☒	☐	☒	☒	☐

I. A-23	1	2	3	4	5
Vrai	☒	☒	☐	☐	☐
Faux	☐	☐	☒	☒	☒

I. A-24	1	2	3	4	5
Vrai	☒	☐	☐	☒	☐
Faux	☐	☒	☒	☐	☒

I. A-25	1	2	3	4
Vrai	☐	☐	☐	☒
Faux	☒	☒	☒	☐

I. A-26	1	2	3	4
Vrai	☒	☐	☐	☐
Faux	☐	☒	☒	☒

I. A-27	1	2	3	4
Vrai	☒	☐	☐	☐
Faux	☐	☒	☒	☒

I. A-28	1	2	3	4
Vrai	☐	☐	☐	☐
Faux	☒	☒	☒	☒

I. A-29	1	2	3	4
Vrai	☐	☐	☒	☐
Faux	☒	☒	☐	☒

I. A-30	1	2	3	4
Vrai	☐	☐	☒	☐
Faux	☒	☒	☐	☒

I. A-31	1	2	3	4
Vrai	☒	☐	☒	☐
Faux	☐	☒	☐	☒

I. A-32	1	2	3	4	5
Vrai	☐	☒	☒	☒	☐
Faux	☒	☐	☐	☐	☒

I. A-33	1	2	3	4	5
Vrai	☐	☐	☒	☐	☒
Faux	☒	☒	☐	☒	☐

I. A-34	1	2	3	4	5
Vrai	☐	☐	☒	☐	☒
Faux	☒	☒	☐	☒	☐

I. A-35	1	2	3	4
Vrai	☒	☒	☒	☐
Faux	☐	☐	☐	☒

I. A-36	1	2	3	4	5
Vrai	☐	☒	☐	☐	☐
Faux	☒	☐	☒	☒	☒

I. A-37	1	2	3	4
Vrai	☒	☐	☒	☐
Faux	☐	☒	☐	☒

I. A-38	1	2	3	4
Vrai	☒	☐	☒	☒
Faux	☐	☒	☐	☐

I. A-39	1	2	3	4
Vrai	☐	☐	☐	☒
Faux	☒	☒	☒	☐

I. A-40	1	2	3	4
Vrai	☒	☒	☒	☐
Faux	☐	☐	☐	☒

I. A-41	1	2	3	4
Vrai	☒	☒	☒	☒
Faux	☐	☐	☐	☐

I. A-42	1	2	3	4	5
Vrai	☐	☒	☐	☒	☐
Faux	☒	☐	☒	☐	☒

I. A-43

	1	2	3	4
Vrai	☒	☐	☐	☒
Faux	☐	☒	☒	☐

I. A-44

	1	2	3	4
Vrai	☐	☒	☐	☒
Faux	☒	☐	☒	☐

I. A-45

	1	2	3	4	5
Vrai	☐	☒	☒	☒	☒
Faux	☒	☐	☐	☐	☐

I. A-46

	1	2	3	4	5
Vrai	☐	☒	☒	☒	☒
Faux	☒	☐	☐	☐	☐

I. A-47

	1	2	3	4
Vrai	☒	☒	☒	☐
Faux	☐	☐	☐	☒

I. A-48

	1	2	3	4	5
Vrai	☒	☐	☒	☒	☒
Faux	☐	☒	☐	☐	☐

I. A-49

	1	2	3	4	5
Vrai	☒	☒	☒	☒	☐
Faux	☐	☐	☐	☐	☒

I. A-50

	1	2	3	4	5
Vrai	☐	☒	☒	☒	☐
Faux	☒	☐	☐	☐	☒

I. A-51

	1	2	3	4
Vrai	☐	☐	☒	☒
Faux	☒	☒	☐	☐

I. A-52

	1	2	3	4	5
Vrai	☒	☒	☒	☐	☐
Faux	☐	☐	☐	☒	☒

I. A-53

	1	2	3	4
Vrai	☒	☒	☒	☒
Faux	☐	☐	☐	☐

I. A-54

	1	2	3	4
Vrai	☒	☐	☒	☐
Faux	☐	☒	☐	☒

I. A-55

	1	2	3	4	5
Vrai	☐	☐	☒	☐	☐
Faux	☒	☒	☐	☒	☒

I. A-56

	1	2	3	4
Vrai	☒	☐	☐	☒
Faux	☐	☒	☒	☐

I. A-57

	1	2	3	4
Vrai	☒	☐	☐	☒
Faux	☐	☒	☒	☐

I. A-58

	1	2	3	4
Vrai	☐	☐	☒	☐
Faux	☒	☒	☐	☒

I. A-59

	1	2	3	4	5
Vrai	☒	☒	☐	☒	☐
Faux	☐	☐	☒	☐	☒

I. A-60

	1	2	3	4
Vrai	☒	☒	☒	☒
Faux	☐	☐	☐	☐

I. A-61

	1	2	3	4	5
Vrai	☐	☒	☐	☐	☐
Faux	☒	☐	☒	☒	☒

I. A-62

	1	2	3	4	5
Vrai	☐	☒	☐	☐	☒
Faux	☒	☐	☒	☒	☐

B- Questions à réponses ouvertes et courtes (QROC).

I. B-1 - Une Couche germinative,
- une couche intermédiaire à cellules polyédriques,
- une couche superficielle

I. B-2 C'est un épithélium qui limite les vaisseaux sanguins

I. B-3 L'absorption

I. B-4 La cellule contournée du rein

I. B-5 Les cellules caliciformes

I. B-6 - La forme des cellules,
- le nombre de couches cellulaires

I. B-7 C'est une unité anatomique et histologique d'un tissu spécialisé dans l'élaboration de certains produits de sécrétion

I. B-8 C'est une glande à sécrétion séreuse ou muqueuse

I. B-9 Noyaux refoulés près de la membrane basale

I. B-10 Les parotides

I. B-11 Les crêtes neurales

I. B-12 - Le vagin,
- l'exocol

I. B-13 - Des microfilaments,
- une structure intermédiaire,
- des microtubules

I. B-14 Les microvillosités

I. B-15 La glande de Cooper

I. B-16 1 : Cil
2 : Corpuscule basal

I. B-17 1 : Membrane plasmique
2: Matériel dense inter-cellulaire
3 : Tonofilaments
4 : Epaississement du feuillet interne de la membrane plasmique
5 : Zone fibrillaire dense

I. B-18 A : Glande exocrine
B : Glande endocrine

CHAPITRE II

LE TISSU CONJONCTIF.

A- Questions à choix multiples (QCM).

II. A-1 A propos du tissu conjonctif :

1) Le tissu conjonctif assure la jonction entre les tissus

2) Le tissu conjonctif assure la résistance au froid du corps

3) Le tissu conjonctif a un rôle nutritif

4) Le tissu conjonctif dérive de l'ectoblaste

	1	2	3	4
Vrai	❑	❑	❑	❑
Faux	❑	❑	❑	❑

II. A-2 A propos de la substance fondamentale :

1) La substance fondamentale du tissu conjonctif est amorphe et occupe l'espace entre fibres et cellules

2) Elle est constituée de protéoglycanes et de glycoprotéines de structure

3) Le péritoine est un tissu conjonctif lâche

4) La kératine sulfate est une protéoglycane du tissu conjonctif

	1	2	3	4
Vrai	❑	❑	❑	❑
Faux	❑	❑	❑	❑

II. A-3 A propos du tissu conjonctif :

1) Une forte proportion d'acide hyaluronique donne une consistance visqueuse à la substance fondamentale

2) Les protéoglycanes participent à la formation des fibroblastes

3) Les fibres de collagène sont solubles dans l'eau

4) L'organisme contient 40 à 45 litres d'eau dont 1/4 dans le tissu conjonctif

	1	2	3	4
Vrai	❑	❑	❑	❑
Faux	❑	❑	❑	❑

II. A-4 A propos des fibres du tissu conjonctif :

1) Les fibres de collagène sont constituées d'une seule unité, la fibrille

2) Les fibres de réticuline sont des petites fibres de collagène

3) Les graisses phosphorées augmentent l'élasticité des fibres élastiques

4) Le tropocollagène est une molécule d'une longueur de 280 nm

	1	2	3	4
Vrai	❑	❑	❑	❑
Faux	❑	❑	❑	❑

II. A-5 A propos du tissu conjonctif interstitiel :

1) On y rencontre toujours les 3 types de fibres conjonctives

2) Les fibres collagènes sont formées de collagène type IV

3) La substance fondamentale contient de l'acide hyaluronique

4) Il s'imbibe de liquide interstitiel quand sa teneur en ions augmente

5) Il se laisse infiltrer par des cellules sanguines

	1	2	3	4
Vrai	❑	❑	❑	❑
Faux	❑	❑	❑	❑

II. A-6 Quels constituants sont spécifiques des lames basales ?

1) Le collagène IV

2) Les protéoglycanes

3) La laminine

4) La fibronectine

5) L'actine

	1	2	3	4	5
Vrai	❑	❑	❑	❑	❑
Faux	❑	❑	❑	❑	❑

II. A-7 A propos des fibres du tissu conjonctif :

1) Les fibres de collagène sont colorables à l'orcéine

2) Les fibres de collagène sont caractérisées par une striation de 64 nm

3) Les fibres de collagène s'anastomosent entre elles

4) Le fibroblaste synthétise l'élastine

	1	2	3	4
Vrai	❑	❑	❑	❑
Faux	❑	❑	❑	❑

II. A-8 A propos des cellules du tissu conjonctif :

1) Les adipocytes dérivent des cellules mésenchymateuses indifférenciées

2) Le fibroblaste synthétise la collagénase qui a un rôle dans la formation du collagène

3) Les cellules mésenchymateuses indifférenciées peuvent se transformer en cellules musculaires lisses

4) La vacuole lipidique des adipocytes est entourée d'une membrane plasmique

	1	2	3	4
Vrai	❑	❑	❑	❑
Faux	❑	❑	❑	❑

II. A-9 A propos de l'activité basiolytique d'un épithélium :

1) Elle dépend d'une collagénase IV sécrétée par les cellules épithéliales

2) Elle est contrôlée par l'EGF (Epithelial Growth Factor)

3) Elle est facilitée par la trypsine

4) Elle met en jeu diverses protéases, dont l'élastase

5) Elle est excessive au cours de l'invasion tumorale

	1	2	3	4	5
Vrai	❑	❑	❑	❑	❑
Faux	❑	❑	❑	❑	❑

II. A-10 A propos des cellules du tissu conjonctif :

1) Le mastocyte présente une granulation basophile

2) Le mastocyte a un rôle dans la réaction d'hypersensibilité immédiate

3) L'histamine est un vasodilatateur sécrété par le mastocyte

4) Les macrophages dérivent du monocyte transformé dans le tissu conjonctif

	1	2	3	4
Vrai	❑	❑	❑	❑
Faux	❑	❑	❑	❑

II. A-11 A propos du tissu adipeux :

1) Le tissu adipeux n'a aucun rôle énergétique, son rôle est mécanique

2) Sa répartition est due à l'activité sportive

3) Les adipocytes sécrètent des glycoprotéines de structure

4) Le tissu adipeux apparaît à la $26^{\text{ème}}$ semaine

	1	2	3	4
Vrai	❑	❑	❑	❑
Faux	❑	❑	❑	❑

II. A-12 A propos de la membrane basale des tissus épithéliaux :

1) Elle contient des vaisseaux assurant la nutrition des cellules épithéliales

2) Elle est formée de mucopolysaccharides

3) Elle contient de la réticuline

4) Elle assure la cohésion des cellules épithéliales

5) On l'appelle aussi lame basale

	1	2	3	4	5
Vrai	❑	❑	❑	❑	❑
Faux	❑	❑	❑	❑	❑

II. A-13 A propos du macrophage :

1) Le macrophage possède des voiles cytoplasmiques visibles en microscopie optique conventionnelle

2) Le cytoplasme du macrophage contient de nombreux lysosomes

3) Le monocyte, précurseur du macrophage, naît dans la moëlle osseuse

4) Le macrophage est doué d'un pouvoir d'endocytose

5) Le macrophage participe à la réponse immunitaire

	1	2	3	4	5
Vrai	❑	❑	❑	❑	❑
Faux	❑	❑	❑	❑	❑

II. A-14 A propos de l'adipocyte de graisse blanche :

1) La vacuole lipidique cytoplasmique apparaît vide en microscopie optique

2) La vacuole lipidique cytoplasmique est entourée par une membrane bien visible en microscopie électronique

4) L'adipocyte de graisse blanche possède peu d'organites cytoplasmiques

5) L'adipocyte de graisse blanche joue entre autre, un rôle de réserve énergétique

	1	2	3	4	5
Vrai	❑	❑	❑	❑	❑
Faux	❑	❑	❑	❑	❑

II. A-15 Quelle est l'épaisseur de la lame basale ?

1) 200 à 300 nm

2) 0.1 à 0.3 micron

3) 500 microns

4) 1 mm

	1	2	3	4
Vrai	❑	❑	❑	❑
Faux	❑	❑	❑	❑

II. A-16 A propos des cellules du tissu conjonctif :

1) Le mastocyte intervient dans la réaction d'allergie

2) Le lymphocyte B agit dans l'immunité tissulaire

3) Le cartilage est colorable au bleu de toluidine

4) Les virus sont les seules particules organiques phagocytées par le macrophage

5) Le plasmocyte dérive du lymphocyte T

	1	2	3	4	5
Vrai	❑	❑	❑	❑	❑
Faux	❑	❑	❑	❑	❑

II. A-17 A propos des caractères des mastocytes :

1) Ce sont des cellules à granulations métachromatiques

2) Les granulations renferment de l'adrénaline

3) Ils élaborent une enzyme de conversion des androgènes

4) Ils portent des récepteurs membranaires pour les immunoglobulines E

5) Leur dégranulation se produit au contact d'un antigène nouveau

	1	2	3	4	5
Vrai	❑	❑	❑	❑	❑
Faux	❑	❑	❑	❑	❑

II. A-18 Quelles cellules rencontrées dans le tissu conjonctif dérivent de cellules souches situées dans la moëlle osseuse ?

1) Les fibroblastes

2) Les adipocytes

3) Les mastocytes

4) Les histiocytes

5) Les plasmocytes

	1	2	3	4	5
Vrai	❑	❑	❑	❑	❑
Faux	❑	❑	❑	❑	❑

II. A-19 A propos des lames basales épithéliales :

1) Leur synthèse est activée par l'EGF (Epidermal Growth Factor)

2) La fibronectine est un constituant spécifique

3) La lyse est favorisée par la trypsine

5) L'alpha-2-macroglobuline inhibe la procollagénase IV

	1	2	3	4	5
Vrai	❑	❑	❑	❑	❑
Faux	❑	❑	❑	❑	❑

II. A-20 A propos des cellules adipeuses :

1) Elles sont d'origine mésenchymateuse

2) Elles dérivent du fibroblaste par métaplasie

3) Elles renferment de l'héparine

4) Elles synthétisent du collagène

5) Elles transforment des androgènes en estrogènes

	1	2	3	4	5
Vrai	❑	❑	❑	❑	❑
Faux	❑	❑	❑	❑	❑

II. A-21 Sous quels aspects les cellules conjonctives, capables de synthétiser du collagène, peuvent-elles se présenter ?

1) Fibroblaste hyperactif

2) Chondroblaste

3) Myofibroblaste

4) Ostéoblaste

5) Ostéoclaste

	1	**2**	**3**	**4**	**5**
Vrai	❑	❑	❑	❑	❑
Faux	❑	❑	❑	❑	❑

II. A-22 A propos des fibroblastes :

1) Le cytosquelette est dispersé dans le cytoplasme

2) Les filaments intermédiaires contiennent de la desmine

3) Ils sécrètent de la laminine

4) Ils produisent de l'interféron

5) Ils possèdent des récepteurs membranaires pour les lipides de faible densité (LDL, Low Density Lipoproteins)

	1	**2**	**3**	**4**	**5**
Vrai	❑	❑	❑	❑	❑
Faux	❑	❑	❑	❑	❑

II. A-23 Une lame basale continue est observée :

1) Sous les épithéliums malpighiens

2) Autour des myocytes striés squelettiques

3) Autour des travées myocardiques

4) Autour des capillaires sinusoïdes du foie

	1	**2**	**3**	**4**	**5**
Vrai	❑	❑	❑	❑	❑
Faux	❑	❑	❑	❑	❑

II. A-24 A propos de la substance fondamentale :

1) C'est un gel plus ou moins visqueux

2) Elle est constituée entre autre, de mucopolysaccharides acides

3) Elle comporte du glucose et du galactose

4) Elle a pour origine exclusive, le plasma

5) Elle est riche en eau

	1	2	3	4	5
Vrai	❑	❑	❑	❑	❑
Faux	❑	❑	❑	❑	❑

II. A-25 Quels caractères sont communs aux fibres de collagène et aux fibres de réticuline ?

1) Une striation périodique de 64 nanomètres

2) Leur structure chimique élémentaire formée par un tripeptide comportant de la glycine

3) Leur distribution dans tous les tissus conjonctifs de l'organisme

4) Leur argyrophilie

5) Leur origine fibroblastique

	1	2	3	4	5
Vrai	❑	❑	❑	❑	❑
Faux	❑	❑	❑	❑	❑

II. A-26 A propos des fibroblastes :

1) Ils sont très nombreux dans le tissu conjonctif lâche chez l'adulte

2) Ils contiennent très peu de mitochondries

3) Ils contiennent en grande quantité les organites participant à la synthèse protéique

4) Leur cytoplasme est basophile

5) Ils peuvent être cultivés in vitro

	1	2	3	4	5
Vrai	❑	❑	❑	❑	❑
Faux	❑	❑	❑	❑	❑

II. A-27 A propos de la synthèse des fibres de collagène :

1) Elle nécessite de la vitamine C

2) Les cellules du cartilage hyalin ne synthétisent que des chaînes alpha 1 II

3) Les hydroxylations précèdent les glycosylations

4) Les glycosylations s'opèrent en présence de Fe^{2+}

5) La procollagène-N-peptidase intervient dans la phase extra-cellulaire de la fibrillogénèse

	1	**2**	**3**	**4**	**5**
Vrai	❑	❑	❑	❑	❑
Faux	❑	❑	❑	❑	❑

II. A-28 A propos des cellules du tissu conjonctif :

1) Les macrophages ont un rôle de phagocytose

2) Il n'existe pas de macrophages dans le tissu nerveux

3) Le macrophage constitue le système de phagocyte mononucléé

4) Le diamètre du macrophage est de 100 microns

	1	**2**	**3**	**4**
Vrai	❑	❑	❑	❑
Faux	❑	❑	❑	❑

II. A-29 Où les propeptides terminaux des molécules de procollagène sont-ils excisés par les peptidases ?

1) Dans le réticulum endoplasmique granuleux

2) Dans l'appareil de Golgi

3) Dans la vésicule de sécrétion

4) Dans la membrane plasmique

5) Dans la matrice extra-cellulaire

	1	**2**	**3**	**4**	**5**
Vrai	❑	❑	❑	❑	❑
Faux	❑	❑	❑	❑	❑

II. A-30 A propos des fibres de collagène :

1) Elles sont riches en hydroxyleucine

2) Elles ont besoin de vitamine C pour leur synthèse

3) Elles sont de type III dans le cartilage hyalin

4) Elles sont colorables par l'orcéine

5) Elles montrent une striation périodique de 640 Å

	1	2	3	4	5
Vrai	❑	❑	❑	❑	❑
Faux	❑	❑	❑	❑	❑

II. A-31 A propos du mastocyte :

1) C'est un monocyte terminant sa vie dans le tissu conjonctif

2) Il possède des grains cytoplasmiques contenant de l'héparine et de l'histamine

3) Il intervient dans les phénomènes d'hypersensibilité

4) Il possède un hyaloplasme périphérique très dynamique formant des pseudopodes pour capter des particules à ingérer

5) Il synthétise et libère des immunoglobulines

	1	2	3	4	5
Vrai	❑	❑	❑	❑	❑
Faux	❑	❑	❑	❑	❑

II. A-32 Les fibres de réticuline :

1) Elles sont formées de collagène de type III

2) Elles sont riches en hydroxyproline

3) Elles montrent une striation périodique de 64 nanomètres

4) Elles peuvent s'observer dans tous les tissus conjonctifs

5) Elles apparaissent en microscopie optique après coloration argentique

	1	2	3	4	5
Vrai	❑	❑	❑	❑	❑
Faux	❑	❑	❑	❑	❑

II. A-33 Quelles conditions doivent être remplies pour permettre la synthèse de fibres collagènes ?

1) Hydroxylation de la proline et de la lysine

2) Glycosylation suivie d'hydroxylation

3) Hydroxylation en présence de vitamine C

4) Passage des triples chaînes alpha dans l'appareil de Golgi

5) Orientation des molécules de collagène après action des procollagènes N et C-peptidases

	1	2	3	4	5
Vrai	❑	❑	❑	❑	❑
Faux	❑	❑	❑	❑	❑

II. A-34 A propos des mastocytes :

1) Ils dérivent des histiocytes

2) Leurs granulations métachromatiques contiennent de l'acétylcholine

3) Ils ont une activité phagocytaire

4) Ils transforment les androgènes en estrogènes

5) Ils possèdent des récepteurs de surface aux immunoglobulines E

	1	2	3	4	5
Vrai	❑	❑	❑	❑	❑
Faux	❑	❑	❑	❑	❑

B- Questions à réponses ouvertes et courtes (QROC).

II. B-1 Citer les différentes colorations de la membrane basale

II. B-2 Quels sont les rôles de la membrane basale ?

II. B-3 Comment met-on en évidence la membrane basale ?

II. B-4 Quels sont les principaux constituants de la membrane basale ?

II. B-5 Quels sont les rôles du tissu adipeux ?

II. B-6 Citer les cellules du tissu conjonctif impliquées dans l'hypersensibilité immédiate

II. B-7 Quels sont les éléments majoritaires du tissu conjonctif dense ?

II. B-8 Quelle est l'origine des cellules graisseuses ?

II. B-9 Quelles sont les colorations des fibres élastiques ?

II. B-10 Quel est le diamètre des fibres de réticuline ?

II. B-11 Citer quatre cellules du tissu conjonctif

II. B-12 Quelle est la forme des fibroblastes ?

II. B-13 Quels sont les principaux acides aminés de la molécule de tropocollagène?

II. B-14 Quelle est la périodicité des fibres de collagène ?

II. B-15 Quelles sont les colorations des fibres de collagène ?

II. B-16 Quel est le calibre des fibres de collagène ?

II. B-17 Légender correctement la planche suivante

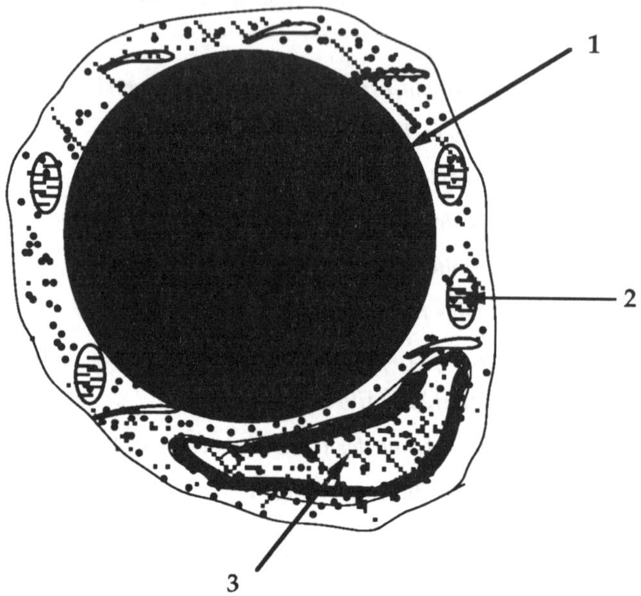

1:
2:
3:

II. B-18 De quelle cellule s'agit-il ?

SOLUTIONS

LE TISSU CONJONCTIF.

A- Questions à choix multiples (QCM).

II. A-1	1	2	3	4
Vrai	☒	☒	☒	☐
Faux	☐	☐	☐	☒

II. A-2	1	2	3	4
Vrai	☒	☒	☒	☐
Faux	☐	☐	☐	☒

II. A-3	1	2	3	4
Vrai	☐	☐	☐	☒
Faux	☒	☒	☒	☐

II. A-4	1	2	3	4
Vrai	☐	☒	☐	☒
Faux	☒	☐	☒	☐

II. A-5	1	2	3	4	5
Vrai	☐	☐	☒	☒	☒
Faux	☒	☒	☐	☐	☐

II. A-6	1	2	3	4	5
Vrai	☒	☐	☒	☐	☐
Faux	☐	☒	☐	☒	☒

II. A-7	1	2	3	4
Vrai	☐	☒	☐	☒
Faux	☒	☐	☒	☐

II. A-8	1	2	3	4
Vrai	☒	☐	☒	☐
Faux	☐	☒	☐	☒

II. A-9	1	2	3	4	5
Vrai	☒	☐	☒	☒	☒
Faux	☐	☒	☐	☐	☐

II. A-10	1	2	3	4
Vrai	☒	☒	☒	☒
Faux	☐	☐	☐	☐

II. A-11	1	2	3	4
Vrai	☐	☐	☐	☒
Faux	☒	☒	☒	☐

II. A-12	1	2	3	4	5
Vrai	☐	☒	☒	☒	☒
Faux	☒	☐	☐	☐	☐

II. A-13	1	2	3	4	5
Vrai	☐	☒	☒	☒	☒
Faux	☒	☐	☐	☐	☐

II. A-14	1	2	3	4	5
Vrai	☒	☐	☒	☒	☒
Faux	☐	☒	☐	☐	☐

II. A-15	1	2	3	4
Vrai	☒	☒	☐	☐
Faux	☐	☐	☒	☒

II. A-16	1	2	3	4	5
Vrai	☒	☐	☐	☐	☐
Faux	☐	☒	☒	☒	☒

II. A-17	1	2	3	4	5
Vrai	☒	☐	☐	☒	☐
Faux	☐	☒	☒	☐	☒

II. A-18	1	2	3	4	5
Vrai	☐	☐	☒	☒	☒
Faux	☒	☒	☐	☐	☐

II. A-19	1	2	3	4	5
Vrai	☒	☐	☒	☒	☒
Faux	☐	☒	☐	☐	☐

II. A-20	1	2	3	4	5
Vrai	☒	☐	☐	☐	☒
Faux	☐	☒	☒	☒	☐

II. A-21	1	2	3	4	5
Vrai	☒	☒	☒	☒	☐
Faux	☐	☐	☐	☐	☒

II. A-22	1	2	3	4	5
Vrai	☒	☐	☐	☒	☒
Faux	☐	☒	☒	☐	☐

II. A-23	1	2	3	4
Vrai	☒	☒	☒	☐
Faux	☐	☐	☐	☒

II. A-24	1	2	3	4	5
Vrai	☒	☒	☒	☐	☒
Faux	☐	☐	☐	☒	☐

II. A-25	1	2	3	4	5
Vrai	☒	☒	☐	☐	☒
Faux	☐	☐	☒	☒	☐

II. A-26	1	2	3	4	5
Vrai	☐	☐	☒	☒	☒
Faux	☒	☒	☐	☐	☐

II. A-27	1	2	3	4	5
Vrai	☒	☒	☒	☐	☐
Faux	☐	☐	☐	☒	☒

II. A-28	1	2	3	4
Vrai	☒	☐	☒	☐
Faux	☐	☒	☐	☒

II. A-29	1	2	3	4	5
Vrai	☐	☐	☐	☐	☒
Faux	☒	☒	☒	☒	☐

II. A-30	1	2	3	4	5
Vrai	☐	☒	☐	☐	☒
Faux	☒	☐	☒	☒	☐

II. A-31	1	2	3	4	5
Vrai	☐	☒	☒	☐	☐
Faux	☒	☐	☐	☒	☒

II. A-32	1	2	3	4	5
Vrai	☒	☒	☒	☐	☒
Faux	☐	☐	☐	☒	☐

II. A-33	1	2	3	4	5
Vrai	☒	☐	☒	☒	☒
Faux	☐	☒	☐	☐	☐

II. A-34	1	2	3	4	5
Vrai	☐	☐	☐	☐	☒
Faux	☒	☒	☒	☒	☐

B- Questions à réponses ouvertes et courtes (QROC).

II. B-1 - Réaction du PAS avec le réactif de Schiff,

- coloration en rouge des mucopolysaccharides,

- imprégnation à l'argent,

- coloration en brun noir

II. B-2 - Soutien,

- échanges,

- protection

II. B-3 Par le réactif de Schiff pour les mucopolysaccharides et l'imprégnation à l'argent pour les fibres de réticuline

II. B-4 - Une lame basale,

- des fibres de réticuline,

- une substance fondamentale mucopolysaccharidique,

- des hémidesmosomes,

- une membrane plasmique

II. B-5 - Protection mécanique,

- énergie mise en réserve,

- chauffage (isolation thermique)

II. B-6 Les mastocytes

II. B-7 Les fibres de collagène

II. B-8 Les cellules mésenchymateuses indifférenciées

II. B-9 - L'orcéine,

- la fuschine-résorcine

II. B-10 70 A

II. B-11 - Macrophage,

- mastocyte,

- plasmocyte,

- lymphocyte

II. B-12 Fusiforme ou étoilée

II. B-13 - Glycine,

- hydroxyproline,

- proline

II. B-14 640 Å

II. B-15 - Safran,

- trichromes

II. B-16 Le calibre varie de 200 à 1000 Å

II. B-17 1 : Gouttelette lipidique

2 : Mitochondrie

3 : Noyau

II. B-18 Adipocyte

CHAPITRE III

LE TISSU LYMPHOIDE ET LES CELLULES SANGUINES.

A- Questions à choix multiples (QCM).

III. A-1 Quelles cellules appartiennent au système des phagocytes mononucléés ?

1) Les polynucléaires neutrophiles

2) Les mastocytes

3) Les lymphocytes T

4) Les cellules de Küpffer

5) Les ostéoclastes

	1	2	3	4	5
Vrai	❑	❑	❑	❑	❑
Faux	❑	❑	❑	❑	❑

III. A-2 A propos des lymphocytes B :

1) Ils sont originaires de la moëlle osseuse

2) Ils peuvent donner des cellules productrices d'anticorps

3) Ils sont impliqués dans la réaction de rejet de greffe

4) Ils ont une durée de vie généralement brève

5) Ils sont impliqués dans l'immunité vaccinale

	1	2	3	4	5
Vrai	❑	❑	❑	❑	❑
Faux	❑	❑	❑	❑	❑

III. A-3 Les constituants des globules rouges sont :

1) L'hémoglobine

2) La thrombasténine

3) La spectrine

4) Le glucose

5) L'actine

	1	2	3	4	5
Vrai	❑	❑	❑	❑	❑
Faux	❑	❑	❑	❑	❑

III. A-4 A propos de la numération sanguine :

1) Le nombre de globules blancs est de 5000 à 10.000/mm^3 de sang

2) Le nombre de globules rouges est de 200.000 à 400.000/mm^3 de sang

3) Le pourcentage de lymphocytes dans la lignée médullaire est de 20%

4) Le nombre de monocytes est de 450/mm^3 de sang

	1	2	3	4
Vrai	❑	❑	❑	❑
Faux	❑	❑	❑	❑

III. A-5 A propos du granulocyte neutrophile :

1) Il renferme des grains azurophiles (primaires)

2) Il est riche en peroxydases

3) Il renferme des grains neutrophiles (secondaires)

4) Il possède un noyau lobé

	1	2	3	4
Vrai	❑	❑	❑	❑
Faux	❑	❑	❑	❑

III. A-6 A propos du granulocyte neutrophile :

1) Il a une durée de vie plus longue dans le sang que dans les tissus

2) Il est détruit principalement dans la moëlle osseuse

3) Il peut s'attacher à un support solide

4) Il peut exercer ses propriétés de phagocytose vis à vis des bactéries

	1	2	3	4
Vrai	❑	❑	❑	❑
Faux	❑	❑	❑	❑

III. A-7 A propos du monocyte :

1) Il a une durée de vie réduite à une heure

2) Il a une réaction négative pour l'estérase

3) Il a un haut rapport nucléo-cytoplasmique

4) Il peut devenir un phagocyte très actif

	1	2	3	4
Vrai	❑	❑	❑	❑
Faux	❑	❑	❑	❑

III. A-8 Le granulocyte neutrophile renferme :

1) De la lactoferrine

2) De l'histamine

3) Des peroxydases

4) Des estérases

	1	2	3	4
Vrai	❑	❑	❑	❑
Faux	❑	❑	❑	❑

III. A-9 A propos de l'érythrocyte :

1) Il s'agit d'une cellule hautement différenciée

2) Sa membrane est le support des antigènes de détermination génétique

3) Il comporte sur la face externe de sa membrane des chaînes polysaccharidiques

4) Il assure le maintien fonctionnel du pigment respiratoire

	1	2	3	4
Vrai	❑	❑	❑	❑
Faux	❑	❑	❑	❑

III. A-10 Dans la lignée érythrocytaire :

1) L'amplification est normalement de 16

2) La première cellule de la lignée est l'érythroblaste basophile

3) L'hormone de maturation est l'érythropoïétine

4) La durée de maturation est de 70 heures

	1	2	3	4
Vrai	❑	❑	❑	❑
Faux	❑	❑	❑	❑

III. A-11 Quelles sont les cellules sanguines capables de traverser la paroi des capillaires ?

1) Le monocyte

2) Le granulocyte basophile

3) Le granulocyte éosinophile

4) Le granulocyte neutrophile

	1	2	3	4
Vrai	❑	❑	❑	❑
Faux	❑	❑	❑	❑

III. A-12 A propos des lymphocytes :

1) La coloration de May-Grunwald-Giemsa permet de distinguer les lymphocytes B des lymphocytes T

2) Les grands lymphocytes et les petits lymphocytes correspondent aux lymphocytes B et aux lymphocytes T

3) Certains lymphocytes T ont pour destinée de devenir les cellules synthétisant les anticorps

4) Les lymphocytes B représentent environ 1/4 à 1/5 du total des lymphocytes du sang circulant de l'adulte normal

	1	2	3	4
Vrai	❑	❑	❑	❑
Faux	❑	❑	❑	❑

III. A-13 A propos du granulocyte neutrophile :

1) Il représente environ 65% de l'effectif des leucocytes du sang circulant

2) Il présente un drum-stick toujours visible chez la femme

3) Il présente une double population de granulocytes (azurophiles et neutrophiles)

4) Il est toujours dépourvu de centrosome

	1	2	3	4
Vrai	❑	❑	❑	❑
Faux	❑	❑	❑	❑

III. A-14 A propos du monocyte :

1) Il est destiné à devenir macrophage

2) Il est très mobile

3) Il est estérase positif

4) Il dérive de l'histiocyte

	1	2	3	4
Vrai	❑	❑	❑	❑
Faux	❑	❑	❑	❑

III. A-15 L'observation ultrastructurale de l'hématie mature montre :

1) Des sacs golgiens

2) Des mitochondries

3) Des ribosomes

4) Des microfilaments protéiques

	1	2	3	4
Vrai	❑	❑	❑	❑
Faux	❑	❑	❑	❑

III. A-16 A propos de l'hématie normale :

1) Elle a un diamètre de 7 à 8 microns

2) Elle a un diamètre supérieur à celui de la lumière de beaucoup de capillaires

3) Elle a une durée de vie de 120 jours

4) Elle est détruite au niveau de la moëlle rouge des os

	1	2	3	4
Vrai	❑	❑	❑	❑
Faux	❑	❑	❑	❑

III. A-17 A propos de l'hématocrite :

1) Elle donne la proportion du volume occupé par les globules rouges dans le volume sanguin total

2) Elle nécessite une coloration des globules

3) Elle est de l'ordre de 45% normalement

4) Elle correspond à la hauteur de la colonne des globules rouges sédimentés dans un tube de Wester Green en 24 heures

	1	2	3	4
Vrai	❑	❑	❑	❑
Faux	❑	❑	❑	❑

III. A-18 A propos de l'érythrocyte normal :

1) Il a une durée de vie de 120 jours

2) Il est détruit dans la moëlle osseuse

3) Il a in vivo un diamètre d'environ 8 microns

4) Il assure le transport d'oxygène grâce à la methémoglobine

	1	2	3	4
Vrai	❑	❑	❑	❑
Faux	❑	❑	❑	❑

III. A-19 A propos des lymphocytes :

1) Ils sont peroxydase positifs

2) Ils sont estérase positifs

3) Ils réagissent à la coloration au Bleu Alcian

4) Ils ont une taille comprise entre 6 et 10 microns

	1	2	3	4
Vrai	❑	❑	❑	❑
Faux	❑	❑	❑	❑

III. A-20 A propos des plaquettes sanguines :

1) Ce sont des cellules sans noyau

2) Elles participent à la coagulation

3) Elles contiennent de la thrombine

4) Elles sont capables de s'agglutiner entre elles

5) Elles sont capables de se contracter

	1	2	3	4	5
Vrai	❑	❑	❑	❑	❑
Faux	❑	❑	❑	❑	❑

III. A-21 A propos des polynucléaires éosinophiles :

1) Ils représentent 1 à 3% des leucocytes

2) Ils sont impliqués dans l'allergie

3) Ils contiennent de l'héparine

4) Ils sont capables de phagocytose

5) Ils contiennent des inclusions cristallines visibles en microscopie électronique

	1	2	3	4	5
Vrai	❑	❑	❑	❑	❑
Faux	❑	❑	❑	❑	❑

III. A-22 Quels caractères ont en commun les mastocytes et les granulocytes basophiles ?

1) Ils ont une faible activité phagocytaire

2) Ils dérivent de la lignée monocytaire

3) Leur membrane porte des récepteurs d'immunoglobulines E

4) Leurs granulations renferment de l'histamine

5) Ils ne produisent pas d'anticorps

	1	2	3	4	5
Vrai	❑	❑	❑	❑	❑
Faux	❑	❑	❑	❑	❑

III. A-23 A propos du tissu sanguin :

1) La quantité de sang circulant est de 5 litres

2) Le sérum est de même composition que le plasma à une exception, le fibrinogène

3) La numération globulaire permet de connaître le nombre de globules rouges, de globules blancs et de plaquettes pour 100 ml de sang

4) Les cellules sanguines représentent environ 20% du volume sanguin total d'un adulte

	1	2	3	4
Vrai	❑	❑	❑	❑
Faux	❑	❑	❑	❑

III. A-24 A propos du lymphocyte T :

1) Il a subi une ou des transformations dans le thymus

2) Il est responsable de l'immunité humorale

3) Il peut donner naissance à des cellules effectrices sécrétrices

4) Il est responsable du rejet des greffes en cas d'incompatibilité

	1	2	3	4
Vrai	❑	❑	❑	❑
Faux	❑	❑	❑	❑

III. A-25 Quelles cellules interviennent dans la réaction immunitaire ?

1) Le globule rouge

2) Le polynucléaire basophile

3) Le lymphocyte T

4) Le polynucléaire neutrophile

	1	2	3	4
Vrai	❑	❑	❑	❑
Faux	❑	❑	❑	❑

III. A-26 Le diamètre des érythrocytes est de :

1) 7.5 microns

2) 10 à 15 microns

3) 20 à 30 microns

4) 100 microns

	1	2	3	4
Vrai	❑	❑	❑	❑
Faux	❑	❑	❑	❑

III. A-27 A propos du facteur helper :

1) Il immobilise les macrophages

2) Il active la production d'anticorps par le lymphocyte B

3) Il a une action antitumorale

4) Il active la transformation de la prothrombine en thrombine

	1	2	3	4
Vrai	❑	❑	❑	❑
Faux	❑	❑	❑	❑

III. A-28 Quels cellules ou produits interviennent dans la réaction immunitaire ?

1) Le facteur helper

2) Les plaquettes

3) Le monocyte

4) Le lymphocyte B

	1	2	3	4
Vrai	❑	❑	❑	❑
Faux	❑	❑	❑	❑

III. A-29 A propos du lymphocyte T :

1) Il agit par l'intermédiaire de sécrétions

2) Il peut se transformer en lymphocyte à mémoire en cas de réaction immunitaire

3) Il intervient dans les réactions d'allergie

4) Il sert de cellule hôte pour le virus du SIDA

	1	2	3	4
Vrai	❑	❑	❑	❑
Faux	❑	❑	❑	❑

III. A-30 A propos des granulocytes (ou polynucléaires) éosinophiles :

1) Leurs granulations contiennent de l'histamine

2) Ils produisent des anticorps en cas d'allergie

3) Ils sont responsables de réactions anaphylactiques

4) Ils modèrent les réactions inflammatoires dues aux mastocytes

5) Ils ont une action anti-parasitaire

	1	2	3	4	5
Vrai	❑	❑	❑	❑	❑
Faux	❑	❑	❑	❑	❑

III. A-31 Quelles sont les cellules capables de phagocytose ?

1) Le monocyte

2) Le macrophage

3) Le polynucléaire éosinophile

4) Le polynucléaire neutrophile

5) Le lymphocyte

	1	2	3	4	5
Vrai	❑	❑	❑	❑	❑
Faux	❑	❑	❑	❑	❑

III. A-32 Quelle distance représentent les monocytes contenus dans un litre de sang d'un individu adulte normal mis bout à bout ?

1) 10 mètres

2) 50 mètres

3) 500 mètres

4) 10 kilomètres

5) 50 kilomètres

	1	2	3	4	5
Vrai	❑	❑	❑	❑	❑
Faux	❑	❑	❑	❑	❑

III. A-33 A propos des vaisseaux capillaires :

1) Ils peuvent être situés entre un vaisseau artériel et un vaisseau veineux

2) Ils peuvent être situés entre un vaisseau artériel et un autre vaisseau artériel

3) Ils peuvent être situés entre un vaisseau veineux et un autre vaisseau veineux

4) Ils représentent une zone d'échange entre le sang et les tissus

	1	2	3	4
Vrai	❑	❑	❑	❑
Faux	❑	❑	❑	❑

III. A-34 Quels éléments la paroi d'une artère contient-elle ?

1) Une couche conjonctive sous-endothéliale

2) Une membrane basale

3) Un endothélium

4) Une couche musculaire entremêlée de fibres élastiques

5) Une limitante élastique interne

	1	2	3	4	5
Vrai	❑	❑	❑	❑	❑
Faux	❑	❑	❑	❑	❑

III. A-35 A propos des cellules CFU :

1) Elles ont une capacité de renouvellement très importante

2) Elles ne peuvent se différencier qu'en érythrocytes

3) Elles sont toutes en activité en même temps

4) Elles mesurent 10 à 12 microns de diamètre

	1	2	3	4
Vrai	❑	❑	❑	❑
Faux	❑	❑	❑	❑

III. A-36 Au niveau de quel type cellulaire de la lignée érythrocytaire commence la synthèse d'hémoglobine ?

1) Proérythroblaste

2) Erythroblaste basophile

3) Erythroblaste polychromatophile

4) Réticulocyte

5) Erythrocyte

	1	2	3	4	5
Vrai	❑	❑	❑	❑	❑
Faux	❑	❑	❑	❑	❑

III. A-37 Quels cellules ou éléments cellulaires ont une durée de vie de 24 heures ?

1) Le polynucléaire

2) L'hématie

3) Le lymphocyte

4) Les plaquettes

5) Le macrophage

	1	2	3	4	5
Vrai	❑	❑	❑	❑	❑
Faux	❑	❑	❑	❑	❑

III. A-38 A propos de l'artère de moyen calibre :

1) Le matériel élastique représente la composition prédominante de sa média

2) Le calibre de sa lumière est inférieur à celui de la veine correspondante

3) L'épaisseur de sa paroi est inférieure à celle de sa veine correspondante

4) Son contour est arrondi en coupe transversale

	1	2	3	4
Vrai	❑	❑	❑	❑
Faux	❑	❑	❑	❑

III. A-39 A propos des différents types de capillaires :

1) Les capillaires sinusoïdaux n'ont pas de membrane basale

2) Les cellules endothéliales des capillaires fenêtrés permettent des échanges liquidiens

3) Les capillaires fenêtrés ont une membrane basale continue

4) Les capillaires de la rate sont sinusoïdes

	1	2	3	4
Vrai	❑	❑	❑	❑
Faux	❑	❑	❑	❑

B- Questions à réponses ouvertes et courtes (QROC).

III. B-1 Quels sont les rôles du polynucléaire éosinophile ?

III. B-2 Quel est le diamètre des grands lymphocytes ?

III. B-3 Définir un antigène

III. B-4 Quel est le pourcentage des différentes lignées médullaires ?

III. B-5 Quelles sont les réponses immunitaires de l'organisme ?

III. B-6 Quel est le diamètre du polynucléaire éosinophile ?

III. B-7 Quelles sont les origines et la durée de vie du globule rouge ?

III. B-8 Quels sont les éléments impliqués dans l'immunité humorale ?

III. B-9 Quel est le rôle du macrophage ?

III. B-10 Quelle est la durée de vie d'un monocyte ?

III. B-11 Définir la diapédèse

III. B-12 Définir l'hémostase

III. B-13 Quel est le contenu des granulations du polynucléaire éosinophile ?

III. B-14 Quel est le contenu des granulations du polynucléaire basophile ?

III. B-15 Quel est le diamètre du globule rouge ?

III. B-16 Légender correctement la planche suivante

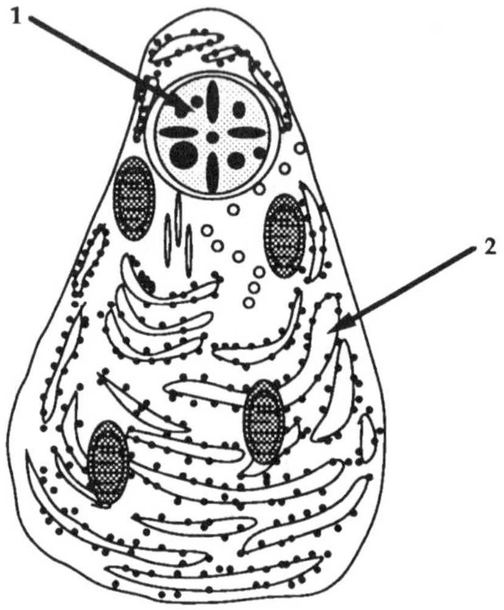

1 : 2 :

III. B-17 De quelle cellule s'agit-il ?

SOLUTIONS

LE TISSU LYMPHOIDE ET LES CELLULES SANGUINES.

A- Questions à choix multiples (QCM).

III. A-1	1	2	3	4	5
Vrai	☐	☐	☐	☒	☒
Faux	☒	☒	☒	☐	☐

III. A-2	1	2	3	4	5
Vrai	☒	☒	☐	☒	☒
Faux	☐	☐	☒	☐	☐

III. A-3	1	2	3	4	5
Vrai	☒	☐	☒	☒	☒
Faux	☐	☒	☐	☐	☐

III. A-4	1	2	3	4
Vrai	☒	☐	☒	☒
Faux	☐	☒	☐	☐

III. A-5	1	2	3	4
Vrai	☐	☒	☐	☐
Faux	☒	☐	☒	☒

III. A-6	1	2	3	4
Vrai	☐	☐	☐	☒
Faux	☒	☒	☒	☐

III. A-7	1	2	3	4
Vrai	☐	☐	☐	☒
Faux	☒	☒	☒	☐

III. A-8	1	2	3	4
Vrai	☐	☐	☐	☒
Faux	☒	☒	☒	☐

III. A-9	1	2	3	4
Vrai	☒	☒	☒	☒
Faux	☐	☐	☐	☐

III. A-10	1	2	3	4
Vrai	☒	☐	☒	☐
Faux	☐	☒	☐	☒

III. A-11	1	2	3	4
Vrai	☒	☒	☒	☒
Faux	☐	☐	☐	☐

III. A-12	1	2	3	4
Vrai	☐	☐	☐	☒
Faux	☒	☒	☒	☐

III. A-13	1	2	3	4
Vrai	☒	☐	☒	☐
Faux	☐	☒	☐	☒

III. A-14	1	2	3	4
Vrai	☒	☒	☒	☐
Faux	☐	☐	☐	☒

III. A-15	1	2	3	4
Vrai	☐	☐	☐	☒
Faux	☒	☒	☒	☐

III. A-16	1	2	3	4
Vrai	☒	☒	☒	☒
Faux	☐	☐	☐	☐

III. A-17	1	2	3	4
Vrai	☒	☐	☒	☐
Faux	☐	☒	☐	☒

III. A-18	1	2	3	4
Vrai	☒	☒	☒	☐
Faux	☐	☐	☐	☒

III. A-19	1	2	3	4
Vrai	☐	☐	☐	☒
Faux	☒	☒	☒	☐

III. A-20	1	2	3	4	5
Vrai	☒	☒	☐	☒	☒
Faux	☐	☐	☒	☐	☐

III. A-21	1	2	3	4	5
Vrai	☒	☒	☐	☒	☒
Faux	☐	☐	☒	☐	☐

III. A-22	1	2	3	4	5
Vrai	☐	☐	☒	☒	☒
Faux	☒	☒	☐	☐	☐

III. A-23	1	2	3	4
Vrai	☒	☐	☐	☐
Faux	☐	☒	☒	☒

III. A-24	1	2	3	4
Vrai	☒	☐	☒	☒
Faux	☐	☒	☐	☐

III. A-25	1	2	3	4
Vrai	☐	☐	☒	☐
Faux	☒	☒	☐	☒

III. A-26	1	2	3	4
Vrai	☒	☐	☐	☐
Faux	☐	☒	☒	☒

III. A-27	1	2	3	4
Vrai	☐	☒	☐	☐
Faux	☒	☐	☒	☒

III. A-28	1	2	3	4
Vrai	☒	☐	☒	☒
Faux	☐	☒	☐	☐

III. A-29	1	2	3	4
Vrai	☐	☒	☐	☒
Faux	☒	☐	☒	☐

III. A-30	1	2	3	4	5
Vrai	☐	☐	☐	☒	☒
Faux	☒	☒	☒	☐	☐

III. A-31	1	2	3	4	5
Vrai	☒	☒	☒	☒	☐
Faux	☐	☐	☐	☐	☒

III. A-32	1	2	3	4	5
Vrai	☐	☐	☐	☒	☐
Faux	☒	☒	☒	☐	☒

III. A-33	1	2	3	4
Vrai	☒	☒	☒	☒
Faux	☐	☐	☐	☐

III. A-34	1	2	3	4	5
Vrai	☒	☒	☒	☒	☒
Faux	☐	☐	☐	☐	☐

III. A-35	1	2	3	4
Vrai	☒	☐	☐	☒
Faux	☐	☒	☒	☐

III. A-36	1	2	3	4	5
Vrai	☒	☐	☐	☐	☐
Faux	☐	☒	☒	☒	☒

III. A-37	1	2	3	4	5
Vrai	☐	☐	☐	☐	☒
Faux	☒	☒	☒	☒	☐

III. A-38	1	2	3	4
Vrai	☐	☒	☐	☒
Faux	☒	☐	☒	☐

III. A-39	1	2	3	4
Vrai	☐	☒	☒	☒
Faux	☒	☐	☐	☐

B- Questions à réponses ouvertes et courtes (QROC).

III. B-1 - Phagocytose des complexes immuns,

- rôle dans les allergies parasitaires

III. B-2 8 microns

III. B-3 C'est une substance étrangère à l'organisme qui entraine l'apparition d'anticorps

III. B-4 - Globules rouges 4.500000 à 5.000000 par mm^3 de sang,

- globules blancs 6000 à 8000 par mm^3 de sang,

- polynucléaires neutrophiles 60 à 70%,

- polynucléaires éosinophiles 2 à 4%,

- polynucléaires basophiles 0 à 1%,

- lymphocytes 25 à 30%

- monocytes 6 à 8%,

- plaquettes 200.000 à 300.000 par mm^3 de sang

III. B-5 - Immunité cellulaire par les lymphocytes T,

- immunité humorale par les lymphoctes B

III. B-6 14 microns

III. B-7 - Cellules souches dans la moëlle osseuse,

- 120 jours

III. B-8 - Lymphocyte B,

- plasmocyte,

- macrophage

III. B-9 Phagocytose des antigènes

III. B-10 2 à 3 jours

III. B-11 Faculté des cellules sanguines à franchir la paroi des capillaires

III. B-12 Arrêt du saignement par formation du clou plaquettaire

III. B-13 Myéloperoxydase

III. B-14 - Héparine,

- sérotonine,

- histamine,

- ECFA

III. B-15 7.5 microns

III. B-16 1 : Noyau (chromatine en forme de rayon de roue)

2 : Réticulum endoplasmique granulaire très développé

III. B-17 Plasmocyte

CHAPITRE IV

LE TISSU SQUELETTIQUE.

A- Questions à choix multiples (QCM).

IV. A-1 A propos du tissu osseux :

1) Les ostéoblastes sont situés à la surface d'une travée osseuse

2) Les ostéoblastes renferment des glycoprotéines

3) Les ostéoblastes sont les précurseurs des fibres collagènes

4) Les hormones stimulant les ostéoblastes sont les hormones parathyroïdiennes

5) Les ostéoclastes sécrètent des collagénases

	1	**2**	**3**	**4**	**5**
Vrai	❑	❑	❑	❑	❑
Faux	❑	❑	❑	❑	❑

IV. A-2 A propos du tissu osseux :

1) Les ostéoclastes assurent le renouvellement du tissu osseux

2) Les ostéocytes sont dispersés dans le tissu osseux

3) Les cristaux sont disposés dans la matrice accolés aux fibres de collagène

4) Un cristal d'hydroxyapatite a une longueur de 50 microns

5) Les ostéoblastes assurent la destruction du tissu osseux

	1	**2**	**3**	**4**	**5**
Vrai	❑	❑	❑	❑	❑
Faux	❑	❑	❑	❑	❑

IV. A-3 A propos de la substance fondamentale du tissu osseux :

1) La fraction minérale de la substance fondamentale du tissu osseux est riche en cristaux de phosphate tricalciques hydratés

2) Le cristal osseux résulte de l'association de molécules d'hydroxyapatite

3) Le grand axe du cristal osseux est perpendiculaire à la striation périodique du collagène

4) La fraction organique de la substance fondamentale du tissu osseux est riche en mucopolysaccharides sulfatés

5) La fraction minérale de la substance fondamentale du tissu osseux contient entre autre, du citrate de calcium

	1	2	3	4	5
Vrai	❑	❑	❑	❑	❑
Faux	❑	❑	❑	❑	❑

IV. A-4 A propos du tissu osseux :

1) Les phénomènes de construction osseuse s'appellent ostéolyse

2) La substance fondamentale du tissu osseux n'est pas minéralisée

3) L'os est susceptible de libérer des sels minéraux

4) La nutrition de l'os est assurée par des cellules nourricières

5) L'os n'est pas une zone d'échange

	1	2	3	4	5
Vrai	❑	❑	❑	❑	❑
Faux	❑	❑	❑	❑	❑

IV. A-5 A propos du tissu osseux primaire de la diaphyse d'un os long :

1) Il se forme à partir du cartilage hyalin de l'ébauche

2) Il n'est pas encore vascularisé

3) Il est d'origine périostique

4) Il met en place des ostéones de première génération

5) Il comporte 3 à 4 % d'ostéoplastes vides

	1	2	3	4	5
Vrai	❑	❑	❑	❑	❑
Faux	❑	❑	❑	❑	❑

IV. A-6 A propos du tissu osseux :

1) Il comporte une fraction organique exclusivement collagène

2) Il renferme des ostéocytes en relation les uns avec les autres par un système de prolongements

3) Il comporte une fraction minérale faite exclusivement de phosphate de calcium cristallisé

4) Il est vascularisé

	1	2	3	4
Vrai	❑	❑	❑	❑
Faux	❑	❑	❑	❑

IV. A-7 A propos des ostéoclastes :

1) Ils dégradent le point d'ossification primaire pour constituer le canal médullaire primitif

2) Ils sécrètent "l'Osteoclast Activating Factor"

3) Ils accroissent leur activité sous l'action de la calcitonine

4) Ce sont des cellules d'origine monocytaire

5) Ils n'interviennent qu'au cours de l'ossification secondaire

	1	2	3	4	5
Vrai	❑	❑	❑	❑	❑
Faux	❑	❑	❑	❑	❑

IV. A-8 A propos de l'ossification d'un os long :

1) Le premier point d'ossification qui apparaît est diaphysaire

2) L'os primaire de la diaphyse est d'origine périostique

3) Quand les premiers ostéones apparaissent, tout le modèle cartilagineux a été transformé en os primaire

4) Les estrogènes activent la maturation du cartilage de conjugaison

5) L'ossification primaire du tibia est achevée à la naissance

	1	2	3	4	5
Vrai	❑	❑	❑	❑	❑
Faux	❑	❑	❑	❑	❑

IV. A-9 A propos des remaniements osseux (ou remodelage) :

1) Chez un sujet normal, à un moment quelconque, 30 à 40% des ostéocytes sont en phase d'ostéolyse périostéocytaire

2) Les nouveaux ostéones se mettent en place par comblement d'une lacune de Howship

3) La calcitonine applique les ostéoclastes sur la trame osseuse pour favoriser sa résorption

4) Les estrogènes freinent la résorption osseuse

5) Le fluorure de calcium est un des meilleurs traitements actuels de l'ostéoporose

	1	2	3	4	5
Vrai	❑	❑	❑	❑	❑
Faux	❑	❑	❑	❑	❑

IV. A-10 A propos de l'ossification secondaire des os longs :

1) Elle commence à partir de la naissance

2) Elle débute par la mise en place d'une virole osseuse d'origine périostique

3) Elle met en place le cartilage de conjugaison

4) Elle est marquée par l'apparition de points d'ossification

5) Elle ne forme d'ostéones que dans la corticale

	1	2	3	4	5
Vrai	❑	❑	❑	❑	❑
Faux	❑	❑	❑	❑	❑

IV. A-11 A propos des ostéoclastes :

1) Ils dérivent des monocytes

2) La fusion des précurseurs est activée par la PTH (parathormone)

3) La prostaglandine E2 est l'un des facteurs qui les rend actifs

4) Ils activent la procollagénase ostéoblastique (ou ostéocytique)

5) Ils interviennent pour la première fois au cours de l'ossification secondaire

	1	2	3	4	5
Vrai	❑	❑	❑	❑	❑
Faux	❑	❑	❑	❑	❑

IV. A-12 A propos du tissu osseux primaire d'un os long :

1) Il est exclusivement d'origine périostique

2) Il forme des lamelles non haversiennes dans les épiphyses

3) Il n'existe que pendant la vie intra-utérine

4) Il n'est pas vascularisé

5) Il ne comporte jamais d'ostéones

	1	2	3	4	5
Vrai	❑	❑	❑	❑	❑
Faux	❑	❑	❑	❑	❑

IV. A-13 A propos de l'ossification secondaire d'un os long :

1) Elle met en place du tissu osseux lamellaire dans les épiphyses

2) Elle se développe dans un modèle cartilagineux

3) Elle commence après la naissance

4) Elle commence dans la diaphyse au niveau d'un point d'ossification

5) Elle se traduit par l'apparition de lacunes de Howship dans la diaphyse

	1	2	3	4	5
Vrai	❑	❑	❑	❑	❑
Faux	❑	❑	❑	❑	❑

IV. A-14 A propos du remodelage (ou remaniement) osseux et de son contrôle :

1) Il met en place les ostéones de première génération

2) Il s'opère par la formation de lacunes de Howship

3) Le taux sanguin d'ostéocalcine est le témoin de l'intensité du remodelage

4) La calcitonine freine la résorption osseuse

5) Les (gluco)corticoïdes diminuent la formation osseuse

	1	2	3	4	5
Vrai	❑	❑	❑	❑	❑
Faux	❑	❑	❑	❑	❑

IV. A-15 A propos de l'ostéocyte :

1) Il est emprisonné dans une logette (ostéoplaste) qu'il a lui-même délimitée

2) Il possède de fins prolongements qui entrent en contact avec les prolongements d'ostéocytes

3) Il contrôle localement le métabolisme du tissu osseux

4) Il est caractérisé par un ergastoplasme abondant

	1	2	3	4
Vrai	❑	❑	❑	❑
Faux	❑	❑	❑	❑

IV. A-16 A propos du tissu cartilagineux :

1) Ses glycosaminoglycanes (GAG) sont sulfatés

2) Il est vascularisé

3) Il est colorable au bleu de toluidine

4) Les chondrocytes sont logés dans les chondroplastes

5) Les chondrocytes élaborent les précurseurs de la substance fondamentale

	1	2	3	4	5
Vrai	❑	❑	❑	❑	❑
Faux	❑	❑	❑	❑	❑

IV. A-17 A propos du tissu cartilagineux fibreux, il est présent au niveau :

1) De l'insertion du tendon d'Achille

2) Des cartilages costaux

3) Des disques intervertébraux

4) Des cartilages articulaires

	1	2	3	4
Vrai	❑	❑	❑	❑
Faux	❑	❑	❑	❑

IV. A-18 A propos du tissu cartilagineux :

1) Le cartilage hyalin est annexé à l'appareil respiratoire

2) Les chondrocytes sont capables de croissance appositionnelle chez l'adulte

3) Le périchondre nourrit la substance fondamentale par diffusion

4) Il est irrigué par le système lymphatique

5) Il se renouvelle chez l'adulte par activité mitotique

	1	2	3	4	5
Vrai	❑	❑	❑	❑	❑
Faux	❑	❑	❑	❑	❑

IV. A-19 Quels sont les éléments communs aux tissus cartilagineux et aux tissus osseux ?

1) Le type cellulaire

2) La présence de glycosaminoglycanes

3) La fraction minérale

4) La trame fibrillaire collagène

	1	2	3	4
Vrai	❑	❑	❑	❑
Faux	❑	❑	❑	❑

IV. A-20 A propos du cartilage hyalin, il est présent au niveau :

1) De la symphyse pubienne

2) Du ménisque du genou

3) De certains cartilages laryngés

4) Des cartilages des voies respiratoires supérieures

	1	2	3	4
Vrai	❑	❑	❑	❑
Faux	❑	❑	❑	❑

IV. A-21 Un tendon en formation renferme :

1) Des fibroblastes

2) Des myocytes

3) Des fibrilles collagènes

4) Des fibrilles élastiques

	1	2	3	4
Vrai	❑	❑	❑	❑
Faux	❑	❑	❑	❑

IV. A-22 A propos du tissu cartilagineux :

1) Les chondrocytes n'ont aucune affinité pour le soufre

2) Ses fibres sont visibles au bleu d'aniline

3) Dans le cartilage hyalin on trouve des fibres élastiques

4) Le noyau des chondrocytes est toujours nucléolé

5) Le cartilage élastique est localisé dans le cartilage hyalin

	1	2	3	4	5
Vrai	❑	❑	❑	❑	❑
Faux	❑	❑	❑	❑	❑

IV. A-23 Dans une articulation normale :

1) La synoviale est tapissée de périchondre

2) Les surfaces articulaires sont seules recouvertes de périchondre

3) Le liquide synovial contient des lymphocytes

4) Les ménisques sont formés de cartilage élastique

5) Le liquide synovial assure la nutrition du cartilage

	1	2	3	4	5
Vrai	❑	❑	❑	❑	❑
Faux	❑	❑	❑	❑	❑

IV. A-24 A propos du tendon :

1) Il est riche en collagène

2) Il est riche en élastine

3) Il comporte un tissu conjonctif dense orienté

4) Il est extensible

	1	2	3	4
Vrai	❑	❑	❑	❑
Faux	❑	❑	❑	❑

IV. A-25 A propos du cartilage élastique, il est présent au niveau :

1) Du pavillon de l'oreille

2) Des trompes d'Eustache

3) Des cartilages du nez

4) De l'épiglotte

	1	2	3	4
Vrai	❑	❑	❑	❑
Faux	❑	❑	❑	❑

IV. A-26 A propos du cartilage fibreux :

1) Il comporte une trame collagène

2) Il ne se rencontre qu'au niveau des disques intervertébraux

3) Il est avasculaire

4) Il possède des cellules (chondrocytes) munies de prolongements

	1	2	3	4
Vrai	❑	❑	❑	❑
Faux	❑	❑	❑	❑

IV. A-27 A propos du cartilage articulaire :

1) Il renferme une trame de fibres collagènes de type II

2) Il est parcouru de fibres élastiques

3) Sa vascularisation sanguine est pauvre

4) Sa vascularisation lymphatique est inexistante

5) Il produit de la cataboline

	1	2	3	4	5
Vrai	❑	❑	❑	❑	❑
Faux	❑	❑	❑	❑	❑

IV. A-28 A propos du tissu cartilagineux :

1) Ses cellules sont situées dans des logettes dites chondroplastes

2) Il comporte des lames élastiques

3) Le fibrocartilage est le constituant essentiel des articulations très mobiles

4) Le pavillon de l'oreille est riche en cartilage élastique

5) Dans le cartilage hyalin, on rencontre beaucoup de substance fondamentale

	1	2	3	4	5
Vrai	❑	❑	❑	❑	❑
Faux	❑	❑	❑	❑	❑

B- Questions à réponses ouvertes et courtes (QROC).

IV. B-1 Quel type de fibres conjonctives est présent dans la moëlle osseuse hématopoïétique ?

IV. B-2 Dans le tissu osseux préciser où se trouvent les cristaux d'hydroxyapatite

IV. B-3 Citer trois variétés histologiques de cartilage

IV. B-4 Citer trois exemples de cartilage élastique

IV. B-5 Citer trois exemples de cartilage hyalin

IV. B-6 Citer trois exemples de cartilage fibreux

IV. B-7 Quels sont les précurseurs des chondrocytes ?

IV. B-8 Quels sont les types de croissance du tissu cartilagineux ?

IV. B-9 Citer trois cellules du tissu osseux

IV. B-10 Décrire l'ostéoclaste

IV. B-11 Quels sont les processus de résorption du tissu osseux ?

IV. B-12 Quelle est la constitution du tissu osseux compact ?

IV. B-13 Quelle est la composition en sels minéraux du tissu squelettique ?

IV. B-14 Comment se nomment les logettes où siègent les ostéocytes ?

IV. B-15 Quelle est la composition principale de la fraction mucopolysaccharidique de la substance fondamentale du tissu cartilagineux ?

SOLUTIONS

LE TISSU SQUELETTIQUE.

A- Questions à choix multiples (QCM).

IV. A-1	1	2	3	4	5
Vrai	☒	☒	☒	☐	☒
Faux	☐	☐	☐	☒	☐

IV. A-2	1	2	3	4	5
Vrai	☐	☐	☒	☐	☐
Faux	☒	☒	☐	☒	☒

IV. A-3	1	2	3	4	5
Vrai	☒	☒	☒	☒	☐
Faux	☐	☐	☐	☐	☒

IV. A-4	1	2	3	4	5
Vrai	☐	☐	☒	☐	☐
Faux	☒	☒	☐	☒	☒

IV. A-5	1	2	3	4	5
Vrai	☐	☐	☒	☐	☐
Faux	☒	☒	☐	☒	☒

IV. A-6	1	2	3	4
Vrai	☐	☒	☐	☒
Faux	☒	☐	☒	☐

IV. A-7	1	2	3	4	5
Vrai	☐	☐	☐	☒	☐
Faux	☒	☒	☒	☐	☒

IV. A-8	1	2	3	4	5
Vrai	☒	☒	☐	☒	☐
Faux	☐	☐	☒	☐	☒

IV. A-9	1	2	3	4	5
Vrai	☐	☒	☐	☒	☒
Faux	☒	☐	☒	☐	☐

IV. A-10	1	2	3	4	5
Vrai	☒	☐	☐	☐	☒
Faux	☐	☒	☒	☒	☐

IV. A-11	1	2	3	4	5
Vrai	☒	☒	☒	☐	☐
Faux	☐	☐	☐	☒	☒

IV. A-12	1	2	3	4	5
Vrai	☐	☐	☐	☐	☒
Faux	☒	☒	☒	☒	☐

IV. A-13	1	2	3	4	5
Vrai	☒	☐	☒	☐	☒
Faux	☐	☒	☐	☒	☐

IV. A-14	1	2	3	4	5
Vrai	☐	☒	☒	☒	☒
Faux	☒	☐	☐	☐	☐

IV. A-15	1	2	3	4
Vrai	☒	☒	☒	☒
Faux	☐	☐	☐	☐

IV. A-16	1	2	3	4	5
Vrai	☒	☐	☒	☒	☒
Faux	☐	☒	☐	☐	☐

IV. A-17	1	2	3	4
Vrai	☒	☐	☒	☐
Faux	☐	☒	☐	☒

IV. A-18	1	2	3	4	5
Vrai	☒	☐	☒	☐	☒
Faux	☐	☒	☐	☒	☐

IV. A-19	1	2	3	4
Vrai	☐	☐	☐	☒
Faux	☒	☒	☒	☐

IV. A-20	1	2	3	4
Vrai	☐	☐	☐	☒
Faux	☒	☒	☒	☐

IV. A-21	1	2	3	4
Vrai	☒	☐	☒	☐
Faux	☐	☒	☐	☒

IV. A-22	1	2	3	4	5
Vrai	☐	☒	☐	☐	☐
Faux	☒	☐	☒	☒	☒

IV. A-23	1	2	3	4	5
Vrai	☐	☐	☒	☐	☒
Faux	☒	☒	☐	☒	☐

IV. A-24	1	2	3	4
Vrai	☒	☐	☒	☐
Faux	☐	☒	☐	☒

IV. A-25	1	2	3	4
Vrai	☒	☒	☐	☒
Faux	☐	☐	☒	☐

IV. A-26	1	2	3	4
Vrai	☒	☐	☒	☐
Faux	☐	☒	☐	☒

IV. A-27	1	2	3	4	5
Vrai	☒	☐	☐	☒	☐
Faux	☐	☒	☒	☐	☒

IV. A-28	1	2	3	4	5
Vrai	☒	☒	☐	☒	☒
Faux	☐	☐	☒	☐	☐

B- Questions à réponses ouvertes et courtes (QROC).

IV. B-1 Les fibres de réticuline

IV. B-2 A proximité des striations

IV. B-3 - Cartilage hyalin,
- cartilage fibreux,
- cartilage élastique

IV. B-4 - Trompe d'Eustache,
- pavillon de l'oreille,
- épiglotte

IV. B-5 - Cartilages du nez,
- cartilages costaux,
- cartilages articulaires

IV. B-6 - Symphyse pubienne,
- ménisques du genou,
- insertion du tendon d'Achile

IV. B-7 Les chondroblastes

IV. B-8 - Croissance appositionnelle,
- croissance interstitielle

IV. B-9 - Ostéoblaste,
- ostéoclaste,
- ostéocyte

IV. B-10 - Une très grande taille,
- un cytoplasme riche en vésicules et vacuoles de phagocytose et en lysosomes,
- une multitude de noyaux,
- l a présence d'une bordure en brosse

IV. B-11 - L'ostéoclasie
- l'ostéolyse

IV. B-12 Principalement constitué d'ostéones ou système de Havers

IV. B-13 Cristaux d'hydroxyapatite de calcium et de phosphate

IV. B-14 Les ostéoplastes

IV. B-15 Chondroïtine-sulfate de type A et C

CHAPITRE V

LE TISSU MUSCULAIRE.

A- Questions à choix multiples (QCM).

V. A-1 A propos de la cellule musculaire lisse :

1) Elle est entourée d'une lame basale

2) Elle possède l'équipement nécessaire à la synthèse de collagène

3) Elle contient moins de réticulum sarcoplasmique que la cellule musculaire striée squelettique

4) Sa membrane plasmique est très lisse sans aucune vésicule de pinocytose

5) Ses cellules communiquent entre elles par l'intermédiaire de synapses dépendant d'un même neurone

	1	2	3	4	5
Vrai	❑	❑	❑	❑	❑
Faux	❑	❑	❑	❑	❑

V. A-2 A propos de la cellule myocardique commune :

1) Elle renferme de nombreux sarcomères

2) Elle renferme de nombreux noyaux

3) Elle possède des nexus

4) Elle possède une plaque motrice

	1	2	3	4
Vrai	❑	❑	❑	❑
Faux	❑	❑	❑	❑

V. A-3 A propos de la cellule musculaire lisse typique :

1) Elle possède des insertions tendineuses

2) Elle est liée à sa voisine par des desmosomes

3) Elle possède des noyaux multiples

4) Elle possède une innervation dépendant du système nerveux de la vie de relation

	1	2	3	4
Vrai	❑	❑	❑	❑
Faux	❑	❑	❑	❑

V. A-4 Des nexus s'observent :

1) Dans les parties transversales des stries scalariformes

2) Au niveau des zones d'insertion des myofilaments d'actine sur le sarcolemme

3) Au niveau de la membrane présynaptique de la plaque motrice

4) Au niveau des cellules du faisceau de His

	1	2	3	4
Vrai	❑	❑	❑	❑
Faux	❑	❑	❑	❑

V. A-5 A propos du tissu musculaire :

1) En cas de lésion du myocarde, des myoblastes de réserve se divisent et permettent la reconstitution du tissu

2) L'épimysium est un tissu conjonctif dense unitendu qui entoure le muscle strié squelettique

3) Dans la myofibrille du muscle strié squelettique, les filaments de myosine ont une disposition hexagonale autour des filaments d'actine

4) Dans l'intestin, les fibres musculaires lisses de la couche externe sont disposées longitudinalement

	1	2	3	4
Vrai	❑	❑	❑	❑
Faux	❑	❑	❑	❑

V. A-6 Sur une micrographie d'une coupe transversale de myocytes striés squelettiques, on constate la présence de sections de filaments fins disposés géométriquement autour de myofilaments épais :

1) Il s'agit d'une micrographie électronique

2) Il s'agit d'une coupe transversale de travées myocardiques

3) La section passe par un disque A

4) Des particules de glycogène sont visibles entre les filaments fins

	1	2	3	4
Vrai	❑	❑	❑	❑
Faux	❑	❑	❑	❑

V. A-7 A propos des myofibrilles striées de la fibre musculaire striée squelettique :

1) Elles diminuent de nombre après section de la fibre motrice

2) Elles sont capables d'hydrolyser l'ATP

3) Elles constituent une structure excitable

4) Elles constituent une structure contractile

	1	2	3	4
Vrai	❑	❑	❑	❑
Faux	❑	❑	❑	❑

V. A-8 A propos des triades du myocyte strié :

1) Elles sont définies comme l'association en coupe d'un système T et de deux citernes terminales

2) Elles se situent au voisinage immédiat des sarcomères

3) Elles associent le compartiment extra-cellulaire et le compartiment du réticulum sarcoplasmique

4) Elles sont constituées par des membranes

	1	2	3	4
Vrai	❑	❑	❑	❑
Faux	❑	❑	❑	❑

V. A-9 Par quels caractères se distinguent les cellules myocardiques des autres types de cellules musculaires ?

1) Leur fonction est contrôlée par le système nerveux

2) Ce sont des cellules bifurquées

3) Leur contraction est involontaire

4) Elles sont entourées d'une lame basale

5) Elles forment des stries scalariformes

	1	**2**	**3**	**4**	**5**
Vrai	❑	❑	❑	❑	❑
Faux	❑	❑	❑	❑	❑

V. A-10 Sur une coupe longitudinale d'un myocyte lisse, on observe en microscopie photonique :

1) Des noyaux

2) Une plaque motrice

3) Des stries Z

4) Une zone golgienne paranucléaire

	1	**2**	**3**	**4**
Vrai	❑	❑	❑	❑
Faux	❑	❑	❑	❑

V. A-11 A propos des cellules myocardiques :

1) Elles sont dépourvues de triades

2) Elles sont dépourvues de tubes transverses

3) Elles sont associées par des plaques d'attaches symétriques

4) Ce sont des cellules nerveuses dans le tissu conducteur intrinsèque

5) Certaines sont aussi endocrines, dans l'oreillette droite

	1	**2**	**3**	**4**	**5**
Vrai	❑	❑	❑	❑	❑
Faux	❑	❑	❑	❑	❑

V. A-12 Quelles protéines peuvent être trouvées dans un sarcomère de tissu musculaire squelettique ?

1) La myosine

2) L'actine

3) La desmine

4) La kératine

5) L'actinine

	1	2	3	4	5
Vrai	❑	❑	❑	❑	❑
Faux	❑	❑	❑	❑	❑

V. A-13 A propos du myocyte lisse :

1) Il renferme de nombreuses vésicules à paroi lisse

2) Il renferme des vésicules synaptiques

3) Il se raccourcit et prend un aspect plissé lors de sa contraction

4) C'est un syncytium

	1	2	3	4
Vrai	❑	❑	❑	❑
Faux	❑	❑	❑	❑

V. A-14 A propos des cellules musculaires squelettiques de type II :

1) Elles sont mieux capillarisées que les cellules de type I

2) Elles sont plus riches en ATPase que les cellules de type I

3) Elles sont innervées par des motoneurones gamma

4) Les fentes synaptiques secondaires des plaques motrices sont plus abondantes et plus profondes que celles des cellules de type I

5) Elles tirent leur énergie surtout de la glycolyse anaérobie

	1	2	3	4	5
Vrai	❑	❑	❑	❑	❑
Faux	❑	❑	❑	❑	❑

V. A-15 Les caractéristiques communes à toutes les cellules musculaires sont :

1) La présence de disques clairs

2) La présence de myofilaments

3) Une structure syncytiale

4) La présence d'un réticulum endoplasmique

	1	2	3	4
Vrai	❑	❑	❑	❑
Faux	❑	❑	❑	❑

V. A-16 Quels caractères présentent les têtes des molécules de myosine qui émergent des myofilaments épais (ponts de myosine), dans un muscle squelettique au repos ?

1) Elles appartiennent au segment méromyosine lourde (H) de la molécule de myosine

2) Le segment S1 de la méromyosine H est porteur d'un site ATPasique

3) Une vue axiale d'un filament de myosine montre les têtes de myosine orientées à 60° les unes des autres

4) Un filament d'actine se dispose au contact de chaque tête de myosine

5) La périodicité de l'étagement de ces têtes est la même que celle des complexes de troponine des filaments d'actine

	1	2	3	4	5
Vrai	❑	❑	❑	❑	❑
Faux	❑	❑	❑	❑	❑

V. A-17 A propos de tous les types de tissus musculaires striés, squelettiques ou non :

1) Le REL et les tubes transverses forment des triades

2) Les triades sont situées au niveau d'une jonction disque A/disque I

3) L'innervation par des motoneurones forme des plaques motrices

4) Certaines cellules contiennent des granulations correspondant à une sécrétion endocrine

5) Les cellules musculaires sont associées par des desmosomes

	1	2	3	4	5
Vrai	❑	❑	❑	❑	❑
Faux	❑	❑	❑	❑	❑

V. A-18 A propos de la contraction d'un muscle squelettique :

1) Une dépolarisation membranaire se propage aux tubes transverses

2) Le REL des triades déchargent des ions Ca^{2+}

3) L'ATP s'associe à la créatine pour recharger le stock de phosphagène

4) Les ions Ca^{2+} se fixent sur la tropomyosine

5) La formation de complexes acto-myosines entraîne l'hydrolyse de l'ATP

	1	2	3	4	5
Vrai	❑	❑	❑	❑	❑
Faux	❑	❑	❑	❑	❑

V. A-19 Qu'observe-t-on au cours de la contraction d'un muscle squelettique, au niveau du sarcomère ?

1) Le raccourcissement du disque A

2) Le raccourcissement des deux demi-disques I

3) Le rapprochement des stries Z

4) L'effacement progressif de la bande H

5) Le déplacement de la ligne M

	1	2	3	4	5
Vrai	❑	❑	❑	❑	❑
Faux	❑	❑	❑	❑	❑

V. A-20 Quels caractères présentent en commun les tissus musculaires lisses et striés ?

1) Des myofilaments de myosine

2) De l'alpha-actinine dans les zones d'ancrage des filaments d'actine

3) Des zones de couplage électro-calcique

4) Des stries Z

5) Des triades

	1	2	3	4	5
Vrai	❑	❑	❑	❑	❑
Faux	❑	❑	❑	❑	❑

V. A-21 A propos des cellules musculaires lisses :

1) L'origine embryologique est toujours ectodermique

2) Le médiateur chimique des plaques motrices est l'acétylcholine

3) Le rôle trophique de l'innervation est comparable à celui du système musculaire squelettique

4) Comme dans le tissu musculaire strié, on observe des couplages entre les citernes de REL et le sarcolemme

5) Des plaques d'attache servent à l'ancrage de filaments d'actine

	1	2	3	4	5
Vrai	❑	❑	❑	❑	❑
Faux	❑	❑	❑	❑	❑

V. A-22 A propos de l'innervation du muscle strié squelettique :

1) Les cellules musculaires sont abordées par des fibres nerveuses myélinisées de très petits calibres (groupe B)

2) Chaque fibre myélinisée s'arborise en filets multiples de façon à former pour chaque cellule plusieurs plaques motrices

3) Chaque plaque motrice ne peut fonctionner qu'avec l'acétylcholine

4) Les fibres sensorielles de type I participent au contrôle du tonus musculaire

5) Les fibres motrices gamma n'innervent que les cellules fusales

	1	2	3	4	5
Vrai	❑	❑	❑	❑	❑
Faux	❑	❑	❑	❑	❑

V. A-23 A propos des cellules contractiles du myocarde :

1) Les fascia adhaerens occupent l'emplacement d'une strie Z

2) Les tubes transverses sont absents

3) Les cellules satellites sont rares

4) Les cellules auriculaires élaborent le "Facteur Natriurétique Atrial"

5) Les cellules cardionectrices sont caractérisées par leur type de contraction

	1	2	3	4	5
Vrai	❑	❑	❑	❑	❑
Faux	❑	❑	❑	❑	❑

V. A-24 A propos de la croissance et de la régénération du muscle strié squelettique :

1) Les myoblastes élaborent des myofibrilles entre deux divisions cellulaires

2) Les myotubes montrent déjà des sarcomères

3) Certains myoblastes formeront des cellules satellites

4) Les cellules satellites sont responsables de la croissance musculaire post-natale

5) La régénération musculaire se fait toujours à partir des cellules satellites

	1	2	3	4	5
Vrai	❑	❑	❑	❑	❑
Faux	❑	❑	❑	❑	❑

V. A-25 A propos du tissu musculaire lisse :

1) Il n'y qu'une plaque motrice par cellule

2) L'innervation est végétative (système nerveux autonome)

3) Le corps cellulaire du neurone qui détermine la contraction est situé dans la corne antérieure de la moëlle

4) Les cellules musculaires sont entourées d'une lame basale

5) Les mitochondries se disposent le long des sarcomères

	1	2	3	4	5
Vrai	❑	❑	❑	❑	❑
Faux	❑	❑	❑	❑	❑

V. A-26 A propos des cellules musculaires striées de type II :

1) Leur contraction est rapide

2) Elles utilisent surtout la glycolyse anaérobie

3) Elles sont riches en ATPase

4) Ce sont principalement elles qui s'atrophient par non utilisation

5) Les fentes synaptiques secondaires de leur plaque motrice sont abondantes et profondes

	1	2	3	4	5
Vrai	❑	❑	❑	❑	❑
Faux	❑	❑	❑	❑	❑

V. A-27 A propos des cellules contractiles du myocarde :

1) Elles sont plurinucléées

2) Elles sont unies par plusieurs types de jonctions dont des desmosomes

3) Elles sont dépourvues de tubes transverses

4) Les fascia adhaerens tiennent lieu de stries Z

5) Elles sont assez riches en cellules satellites

	1	2	3	4	5
Vrai	❑	❑	❑	❑	❑
Faux	❑	❑	❑	❑	❑

V. A-28 Des zones d'attache pour les filaments d'actine existent au niveau du plasmalemme :

1) Des myocytes striés squelettiques

2) Des myocytes striés cardiaques

3) Des myocytes lisses

4) Des entérocytes

	1	2	3	4
Vrai	❑	❑	❑	❑
Faux	❑	❑	❑	❑

V. A-29 Quelles sont les structures du myocyte strié visibles uniquement en microscopie électronique ?

1) Les ponts d'union

2) Les disques A

3) Les citernes terminales

4) Les stries Z

	1	2	3	4
Vrai	❑	❑	❑	❑
Faux	❑	❑	❑	❑

V. A-30 Quels sont les tissus dont l'excitation nécessite obligatoirement dans les conditions de fonctionnement in vivo une stimulation par voie nerveuse ?

1) Le tissu musculaire lisse

2) Le tissu musculaire cardiaque commun

3) Le tissu nodal

4) Le tissu musculaire strié squelettique

	1	2	3	4
Vrai	❑	❑	❑	❑
Faux	❑	❑	❑	❑

V. A-31 A propos de la zone H :

1) Elle est située dans le disque A

2) Elle comporte des filaments fins

3) Elle comporte des filaments épais

4) Elle comporte des ponts d'union

	1	2	3	4
Vrai	❑	❑	❑	❑
Faux	❑	❑	❑	❑

V. A-32 A propos du myotube :

1) Il désigne un myocyte squelettique en formation

2) Il désigne un myocyte cardiaque en formation

3) Il a une structure syncytiale

4) Il désigne la structure du système T

	1	2	3	4
Vrai	❑	❑	❑	❑
Faux	❑	❑	❑	❑

V. A-33 A propos des triades :

1) Tous les tissus musculaires striés en sont pourvus

2) On en compte quatre par sarcomère

3) Elles sont toujours formées par trois tubes de réticulum endoplasmique lisse

4) Elles sont toujours situées au niveau d'une strie Z

5) Elles entourent chaque myofibrille

	1	2	3	4	5
Vrai	❑	❑	❑	❑	❑
Faux	❑	❑	❑	❑	❑

V. A-34 A propos des jonctions permettant la conduction de l'excitation d'une cellule à l'autre :

1) Elles sont observées au niveau de la plaque motrice

2) Elles sont observées au niveau des stries scalariformes

3) Elles répondent à des desmosomes

4) Elles répondent à des nexus

	1	2	3	4
Vrai	❑	❑	❑	❑
Faux	❑	❑	❑	❑

V. A-35 A propos de la contraction d'un muscle strié squelettique :

1) Chaque complexe troponine fixe deux atomes de calcium

2) La tropomyosine vient se glisser entre l'actine et la myosine

3) La méromyosine H s'infléchit de 5 nm sur la méromyosine L

4) L'hydrolyse de l'ATP est insensible au taux de calcium musculaire

5) Le tube tranverse libère le calcium dans le sarcoplasme

	1	2	3	4	5
Vrai	❑	❑	❑	❑	❑
Faux	❑	❑	❑	❑	❑

V. A-36 A propos des systèmes T :

1) Ils sont en rapport avec le milieu intérieur interstitiel

2) Ils sont observés entre les myofibrilles

3) Ils sont perméables à l'O_2

4) Ils sont perméables aux ions K^+

	1	2	3	4
Vrai	❑	❑	❑	❑
Faux	❑	❑	❑	❑

V. A-37 Dans un sarcomère de tissu musculaire squelettique, on peut observer :

1) Six filaments d'actine entourant un filament de myosine

2) Six filaments de myosine entourant un filament de myosine

3) Six filaments d'actine au centre de trois filaments de myosine

4) Un disque A de taille constante au cours de la contraction musculaire

5) Un disque H de taille constante au cours de la contraction musculaire

	1	2	3	4	5
Vrai	❑	❑	❑	❑	❑
Faux	❑	❑	❑	❑	❑

V. A-38 Quels éléments comportent une structure striée visible en microscopie électronique ?

1) Les myofilaments fins

2) Les myofilaments épais

3) Les tonofilaments

4) Les fibrilles unitaires collagènes

	1	2	3	4
Vrai	❑	❑	❑	❑
Faux	❑	❑	❑	❑

V. A-39 A propos de tous les tissus musculaires :

1) Ils sont d'origine mésodermique

2) Les myofibrilles sont organisées en sarcomères

3) La synapse neuro-musculaire est une plaque motrice

4) Les myofilaments épais sont composés de myosine

5) Les filaments d'actine de deux sarcomères s'interpénètrent au niveau des stries

	1	2	3	4	5
Vrai	❑	❑	❑	❑	❑
Faux	❑	❑	❑	❑	❑

V. A-40 A propos de l'innervation effectrice du tissu nodal :

1) Elle est assurée par des fibres myélinisées

2) Elle est particulièrement importante au niveau du noeud sinusal

3) Elle implique des plaques motrices

4) Elle modifie la génèse des potentiels d'action nodaux

	1	2	3	4
Vrai	❑	❑	❑	❑
Faux	❑	❑	❑	❑

V. A-41 En microscopie électronique, on observe sur la coupe transversale d'une myofibrille passant par la zone H :

1) Aucun myofilament

2) Des myofilaments fins

3) Des myofilaments fins et des myofilaments épais

4) Des myofilaments épais

	1	2	3	4
Vrai	❑	❑	❑	❑
Faux	❑	❑	❑	❑

V. A-42 A propos du système T :

1) Il ne se rencontre qu'au niveau des cellules ventriculaires

2) Il se situe au niveau des disques Z

3) Il est nécessaire pour le couplage excitation-contraction

4) Il est présent au niveau des cellules auriculaires

	1	2	3	4
Vrai	❑	❑	❑	❑
Faux	❑	❑	❑	❑

V. A-43 A propos des myocytes striés :

1) Ils sont regroupés en faisceaux

2) Ils possèdent des systèmes "triades"

3) Ils sont entourés de périmysium

4) Ils ont des contacts avec les cellules du tissu nerveux

5) Ils proviennent de la fusion de myoblastes

	1	2	3	4	5
Vrai	❑	❑	❑	❑	❑
Faux	❑	❑	❑	❑	❑

V. A-44 A propos des cellules musculaires squelettiques de type II :

1) Elles sont riches en ATPase

2) Elles ont de nombreuses plaques motrices

3) Elles sont innervées par des motoneurones alpha

4) Elles ont des plaques motrices à fentes secondaires abondantes et profondes

5) Elles sont plus nombreuses chez les sprinters que chez les coureurs de fond

	1	2	3	4	5
Vrai	❑	❑	❑	❑	❑
Faux	❑	❑	❑	❑	❑

B-Questions à réponses ouvertes et courtes (QROC).

V. B-1 Quels sont les éléments constitutifs des myofilaments ?

V. B-2 Citer une cellule myo-épithélioïde

V. B-3 Citer une cellule myo-épithéliale

V. B-4 Définir une unité motrice

V. B-5 Quels sont les éléments constitutifs du fuseau neuromusculaire ?

V. B-6 Citer les cellules musculaires striées cardiaques assurant surtout la conduction intra-cardiaque (cardio-nectrice)

V. B-7 Citer les cellules musculaires striées cardiaques assurant surtout la contraction du myocarde

V. B-8 Quelle est la localisation du système T dans le tissu musculaire cardiaque?

V. B-9 Quels sont les dispositifs de jonctions inter-cellulaires des cellules musculaires striées cardiaques ?

V. B-10 Quelle est la forme de la cellule musculaire lisse ?

V. B-11 Quelle est la structure d'un muscle strié squelettique ?

V. B-12 Quelle est la forme des cellules atriales ?

V. B-13 Quels sont les différents types de cellules musculaires striées ?

V. B-14 Citer un exemple de localisation isolée de cellules musculaires lisses banales

V. B-15 Citer un exemple de localisation groupée de cellules musculaires lisses banales

V. B-16 Légender correctement la planche suivante

A:

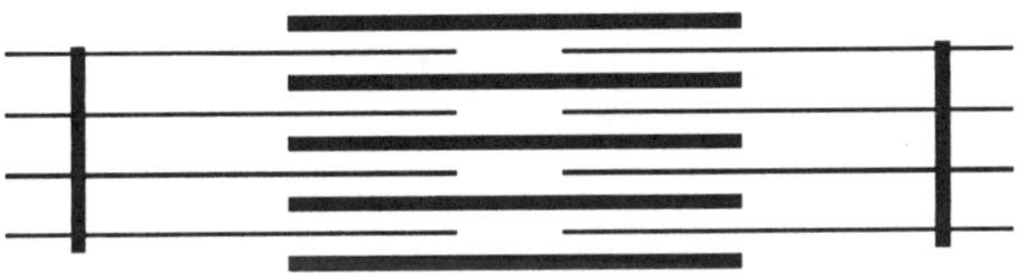

B:

C:

SOLUTIONS

LE TISSU MUSCULAIRE.

A- Questions à choix multiples (QCM).

V. A-1	1	2	3	4	5
Vrai	☒	☒	☒	☐	☐
Faux	☐	☐	☐	☒	☒

V. A-2	1	2	3	4
Vrai	☒	☐	☒	☐
Faux	☐	☒	☐	☒

V. A-3	1	2	3	4
Vrai	☐	☐	☐	☐
Faux	☒	☒	☒	☒

V. A-4	1	2	3	4
Vrai	☐	☐	☐	☒
Faux	☒	☒	☒	☐

V. A-5	1	2	3	4
Vrai	☐	☒	☐	☒
Faux	☒	☐	☒	☐

V. A-6	1	2	3	4
Vrai	☒	☒	☒	☐
Faux	☐	☐	☐	☒

V. A-7	1	2	3	4
Vrai	☐	☒	☒	☒
Faux	☒	☐	☐	☐

V. A-8	1	2	3	4
Vrai	☒	☒	☒	☒
Faux	☐	☐	☐	☐

V. A-9	1	2	3	4	5
Vrai	☒	☒	☒	☒	☒
Faux	☐	☐	☐	☐	☐

V. A-10	1	2	3	4
Vrai	☐	☐	☐	☒
Faux	☒	☒	☒	☐

V. A-11	1	2	3	4	5
Vrai	☐	☐	☐	☐	☒
Faux	☒	☒	☒	☒	☐

V. A-12	1	2	3	4	5
Vrai	☒	☒	☒	☐	☒
Faux	☐	☐	☐	☒	☐

V. A-13	1	2	3	4
Vrai	☒	☐	☒	☐
Faux	☐	☒	☐	☒

V. A-14	1	2	3	4	5
Vrai	☒	☒	☐	☒	☒
Faux	☐	☐	☒	☐	☐

V. A-15	1	2	3	4
Vrai	☐	☒	☐	☒
Faux	☒	☐	☒	☐

V. A-16	1	2	3	4	5
Vrai	☒	☒	☒	☐	☐
Faux	☐	☐	☐	☒	☒

V. A-17	1	2	3	4	5
Vrai	☒	☒	☐	☐	☐
Faux	☐	☐	☒	☒	☒

V. A-18	1	2	3	4	5
Vrai	☒	☒	☐	☐	☒
Faux	☐	☐	☒	☒	☐

V. A-19	1	2	3	4	5
Vrai	☐	☒	☒	☒	☐
Faux	☒	☐	☐	☐	☒

V. A-20	1	2	3	4	5
Vrai	☒	☒	☒	☐	☐
Faux	☐	☐	☐	☒	☒

V. A-21	1	2	3	4	5
Vrai	☐	☐	☐	☒	☒
Faux	☒	☒	☒	☐	☐

V. A-22	1	2	3	4	5
Vrai	☐	☐	☒	☒	☒
Faux	☒	☒	☐	☐	☐

V. A-23	1	2	3	4	5
Vrai	☒	☐	☐	☒	☐
Faux	☐	☒	☒	☐	☒

V. A-24	1	2	3	4	5
Vrai	☐	☒	☒	☐	☐
Faux	☒	☐	☐	☒	☒

V. A-25	1	2	3	4	5
Vrai	☐	☒	☐	☒	☐
Faux	☒	☐	☒	☐	☒

V. A-26	1	2	3	4	5
Vrai	☒	☒	☒	☒	☒
Faux	☐	☐	☐	☐	☐

V. A-27	1	2	3	4	5
Vrai	☐	☒	☐	☒	☐
Faux	☒	☐	☒	☐	☒

V. A-28	1	2	3	4
Vrai	☒	☒	☒	☒
Faux	☐	☐	☐	☐

V. A-29	1	2	3	4
Vrai	☒	☐	☒	☐
Faux	☐	☒	☐	☒

V. A-30	1	2	3	4
Vrai	☐	☐	☐	☒
Faux	☒	☒	☒	☐

V. A-31	1	2	3	4
Vrai	☒	☐	☒	☐
Faux	☐	☒	☐	☒

V. A-32	1	2	3	4
Vrai	☒	☐	☒	☐
Faux	☐	☒	☐	☒

V. A-33	1	2	3	4	5
Vrai	☒	☐	☐	☐	☒
Faux	☐	☒	☒	☒	☐

V. A-34	1	2	3	4
Vrai	☐	☒	☐	☒
Faux	☒	☐	☒	☐

V. A-35	1	2	3	4	5
Vrai	☒	☐	☒	☐	☐
Faux	☐	☒	☐	☒	☒

V. A-36	1	2	3	4
Vrai	☒	☒	☒	☒
Faux	☐	☐	☐	☐

V. A-37	1	2	3	4	5
Vrai	☒	☒	☒	☒	☐
Faux	☐	☐	☐	☐	☒

V. A-38	1	2	3	4
Vrai	☐	☐	☐	☒
Faux	☒	☒	☒	☐

V. A-39	1	2	3	4	5
Vrai	☐	☐	☐	☒	☐
Faux	☒	☒	☒	☐	☒

V. A-40	1	2	3	4
Vrai	☐	☒	☐	☒
Faux	☒	☐	☒	☐

V. A-41	1	2	3	4
Vrai	☐	☐	☐	☒
Faux	☒	☒	☒	☐

V. A-42	1	2	3	4
Vrai	☒	☒	☐	☐
Faux	☐	☐	☒	☒

V. A-43	1	2	3	4	5
Vrai	☒	☒	☒	☒	☒
Faux	☐	☐	☐	☐	☐

V. A-44	1	2	3	4	5
Vrai	☒	☐	☒	☒	☒
Faux	☐	☒	☐	☐	☐

B-Questions à réponses ouvertes et courtes (QROC).

V. B-1 - Filaments fins d'actine,
- filaments épais de myosine

V. B-2 Cellule de l'appareil juxta-glomérulaire du rein

V. B-3 Glandes d'origine épiblastique, sudoripares, salivaires, mammaires

V. B-4 C'est l'ensemble formé par un motoneurone alpha et les cellules musculaires striées qui en dépendent

V. B-5 - Cellules musculaires striées spécialisées dites intra-fusales,
- fibres nerveuses de type gamma

V. B-6 - Cellules nodales,
- cellules de Purkinje

V. B-7 - Cellules atriales,
- cellules ventriculaires

V. B-8 Le système T ne se rencontre qu'au niveau des cellules ventriculaires

V. B-9 - Macula adhaerens,
- zonula adhaerens,
- et / ou zonula occludens

V. B-10 Fusiforme et allongée

V. B-11 Il est constitué par des cellules musculaires striées groupées en faisceaux et assemblées par du tissu conjonctivo-vasculaire

V. B-12 Elliptique

V. B-13 - Type I,
- type II,
- type intermédiaire

V. B-14 Tissu sous-cutané : - scrotum,
- aréole et mammelon du sein

V. B-15 Muscles individualisés : - muscles arrecteurs des poils,
- muscles constricteurs et dilatateurs de l'iris,
- muscles ciliaires

V. B-16 *A : Contraction*

B : Repos

C : Etirement

CHAPITRE VI

LE TISSU NERVEUX.

A- Questions à choix multiples (QCM).

VI. A-1 Concernant les synapses :

1) Toutes les synapses du système nerveux périphérique sont cholinergiques

2) La fusion des vésicules synaptiques avec le récepteur post-synaptique détermine un potentiel d'action

3) L'acide gamma-amino-butyrique est contenu dans des vésicules synaptiques elliptiques

4) Pour déclencher l'ouverture des vésicules synaptiques, le potentiel d'action ouvre des canaux membranaires à Ca^{2+}

5) Les anticholinestérasiques bloquent la transmission nerveuse

	1	**2**	**3**	**4**	**5**
Vrai	❑	❑	❑	❑	❑
Faux	❑	❑	❑	❑	❑

VI. A-2 En cas de section de l'axone d'un neurone moteur :

1) Le segment distal dégénère et disparaît

2) Le segment proximal dégénère et disparaît

3) Il se produit une chromatolyse dans le péricaryon

4) L'axone pourra régénérer

5) Il se produira une amyotrophie définitive

	1	**2**	**3**	**4**	**5**
Vrai	❑	❑	❑	❑	❑
Faux	❑	❑	❑	❑	❑

VI. A-3 A propos des neurones :

1) Les cellules nerveuses du ganglion spinal sont des neurones unipolaires

2) Les neurones multipolaires ne se rencontrent que dans la corne antérieure de la moëlle épinière

3) Les cellules nerveuses de Golgi sont des neurones d'association

4) L'axone des cellules pyramidales est myélinisé sans gaine de Schwann

5) La vitesse de conduction du potentiel d'action dépend des caractères de la gaine de myéline

	1	2	3	4	5
Vrai	❑	❑	❑	❑	❑
Faux	❑	❑	❑	❑	❑

VI. A-4 Lors de la formation d'une fibre nerveuse myélinisée périphérique :

1) Les premiers éléments qui se mettent en place sont les cellules de Schwann

2) Au niveau d'un futur segment internodal, plusieurs cellules de Schwann se disposent concentriquement autour de l'axone

3) Les cellules de Schwann possèdent plusieurs noyaux

4) Une lame basale finira par entourer la fibre

	1	2	3	4
Vrai	❑	❑	❑	❑
Faux	❑	❑	❑	❑

VI. A-5 A propos des fibres nerveuses :

1) Les oligodendrocytes ne peuvent myéliniser un axone que dans le système nerveux central

2) Les neurones moteurs dont l'axone passe par la racine antérieure des nerfs rachidiens sont myélinisés avec gaine de Schwann sur tout le trajet

3) Les deutoneurones du système nerveux végétatif sont toujours myélinisés

4) Les neurones noradrénergiques du système nerveux autonome sont toujours dépourvus de myéline

5) Les neurones amyéliniques appartiennent toujours au système nerveux périphérique

	1	2	3	4
Vrai	❑	❑	❑	❑
Faux	❑	❑	❑	❑

VI. A-6 A propos de la névroglie interstitielle :

1) Les astrocytes sont responsables de la myélinogénèse dans la substance grise du système nerveux central

2) Les astrocytes sont associés aux neurones par des jonctions de type "Gap"

3) Les astrocytes protoplasmiques sont riches en glycogène

4) Les astrocytes fibreux s'observent essentiellement dans la substance blanche

5) Les oligodendrocytes forment des segments de myéline plus courts que ceux du système nerveux périphérique

	1	2	3	4	5
Vrai	❑	❑	❑	❑	❑
Faux	❑	❑	❑	❑	❑

VI. A-7 Quels éléments peuvent être présents sur une coupe de nerf périphérique ?

1) Les astrocytes fibreux

2) Les oligodendrocytes

3) Les cellules de Schwann

4) Les dendrites

5) Les axones

	1	2	3	4	5
Vrai	❑	❑	❑	❑	❑
Faux	❑	❑	❑	❑	❑

VI. A-8 A propos des axones des motoneurones de la corne antérieure de la moëlle :

1) Ils possèdent des mitochondries

2) Ils possèdent des neuro-filaments

3) Ils possèdent du réticulum endoplasmique lisse

4) Ils possèdent du réticulum endoplasmique granulaire

5) Ils possèdent un bouton terminal

	1	2	3	4	5
Vrai	❑	❑	❑	❑	❑
Faux	❑	❑	❑	❑	❑

VI. A-9 Des mitochondries s'observent :

1) Dans les dendrites des neurones

2) Dans les péricaryons neuroniques

3) Dans l'axone

4) Dans les terminaisons nerveuses

	1	2	3	4
Vrai	❑	❑	❑	❑
Faux	❑	❑	❑	❑

VI. A-10 Quelles structures trouve-t-on au niveau d'un nerf périphérique ?

1) Une enveloppe conjonctive externe appelée exonèvre

2) Des fibres nerveuses myélinisées

3) Des fibres nerveuses amyéliniques

4) Des fibroblastes

5) Des cellules de Schwann

	1	2	3	4	5
Vrai	❑	❑	❑	❑	❑
Faux	❑	❑	❑	❑	❑

VI. A-11 A propos des corps de Nissl :

1) Ce sont des structures visibles seulement au microscope électronique

2) Ils renferment de l'ADN

3) Ils servent à la transcription

4) Ils se mettent en évidence au moyen de colorants nucléaires (colorants basiques)

	1	2	3	4
Vrai	❑	❑	❑	❑
Faux	❑	❑	❑	❑

VI. A-12 La chromatolyse se réalise au niveau :

1) Du bout proximal de l'axone

2) Du péricaryon

3) Du bout distal de l'axone

4) De la synapse

	1	2	3	4
Vrai	❑	❑	❑	❑
Faux	❑	❑	❑	❑

VI. A-13 A propos du comportement des vésicules synaptiques lors du potentiel d'action :

1) Elles migrent vers la membrane pré-synaptique

2) Elles libèrent le calcium dans la fente synaptique

3) Elles fusionnent avec la membrane pré-synaptique

4) Elles libèrent leur produit par exocytose

5) Elles libèrent les neuro-médiateurs dans la fente synaptique

	1	2	3	4	5
Vrai	❑	❑	❑	❑	❑
Faux	❑	❑	❑	❑	❑

VI. A-14 A propos des corps de Nissl :

1) Ce sont des structures nucléaires

2) Ils participent à la synthèse des ARN

3) Ils sont constitués par des polyribosomes libres

4) Ils participent à des synthèses protéiques

	1	2	3	4
Vrai	❑	❑	❑	❑
Faux	❑	❑	❑	❑

VI. A-15 Quels sont les organites contenus dans le cytoplasme des astrocytes ?

1) Les mitochondries

2) Le réticulum endoplasmique granulaire

3) L'appareil de golgi

4) Les neuro-filaments

5) Le glycogène

	1	2	3	4	5
Vrai	❑	❑	❑	❑	❑
Faux	❑	❑	❑	❑	❑

VI. A-16 A propos de la myélinisation :

1) Elle forme une gaine pour toutes les fibres nerveuses périphériques

2) Elle forme la gaine des fibres végétatives noradrénergiques

3) Elle se produit autour de toutes les fibres cholinergiques

4) Elle est due aux cellules de Schwann seulement dans le système nerveux végétatif

5) Elle est responsable de l'engainement des axones dans la substance grise des cortex cérébraux et de la moëlle épinière

	1	2	3	4	5
Vrai	❑	❑	❑	❑	❑
Faux	❑	❑	❑	❑	❑

VI. A-17 A propos de la myéline :

1) Elle est observée au niveau des fibres nerveuses motrices

2) Elles est observée dans les ganglions spinaux

3) Elle est observée entre les étranglements de Ranvier

4) Elle est observée dans le système nerveux central

	1	2	3	4
Vrai	❑	❑	❑	❑
Faux	❑	❑	❑	❑

VI. A-18 A propos du manchon myélinique :

1) Il s'interrompt complètement au niveau de l'étranglement de Ranvier

2) Il s'interrompt complètement au niveau de l'incisure de Schmidt-Lantermann

3) Il a une structure périodique en microscopie électronique

4) Il est perméable aux ions

	1	2	3	4
Vrai	❑	❑	❑	❑
Faux	❑	❑	❑	❑

VI. A-19 Quelles cellules peuvent constituer une gaine de myéline ?

1) L'astrocyte protoplasmique

2) L'astrocyte fibreux

3) L'oligodendrocyte

4) La cellule de Schwann

	1	2	3	4
Vrai	❑	❑	❑	❑
Faux	❑	❑	❑	❑

VI. A-20 A propos du mésaxone :

1) Il fait partie de l'axone

2) Il fait partie de la fibre nerveuse embryonnaire

3) Il est bordé par une membrane schwannienne

4) Il se situe au niveau de l'étranglement de Ranvier

	1	2	3	4
Vrai	❑	❑	❑	❑
Faux	❑	❑	❑	❑

VI. A-21 A propos du neurone :

1) La gaine de Schwann donne toujours naissance à une gaine de myéline

2) La gaine de Schwann joue un rôle important dans la réparation d'un nerf périphérique

3) Un excès de Ca^{2+} entraîne une hyper-excitabilité de la membrane neuronale

4) Au niveau des synapses, après le passage de l'influx nerveux, l'acétylcholine est réabsorbée par l'élément présynaptique

	1	2	3	4
Vrai	❑	❑	❑	❑
Faux	❑	❑	❑	❑

VI. A-22 A propos des corps de Nissl :

1) Ils correspondent à des amas de réticulum endoplasmique rugueux

2) Ils correspondent à des amas de polyribosomes libres

3) Ils sont mis en évidence au moyen de colorants basiques

4) Ils sont le lieu de la synthèse des protéines microtubulaires

	1	2	3	4
Vrai	❑	❑	❑	❑
Faux	❑	❑	❑	❑

VI. A-23 A propos des fibres nerveuses myélinisées :

1) Elles ne s'observent que dans la substance blanche du système nerveux central

2) Elles sont présentes dans l'ensemble du système nerveux périphérique

3) Elles sont formées par les cellules de Schwann seulement dans le système nerveux périphérique

4) Elles s'observent aussi dans le nerf optique

5) Elles ont d'avantage de noeuds de Ranvier dans le système nerveux central

	1	2	3	4	5
Vrai	❑	❑	❑	❑	❑
Faux	❑	❑	❑	❑	❑

VI. A-24 A propos du péricaryon d'un neurone multipolaire du système nerveux central :

1) Il est localisé dans la substance grise

2) Ses neurofibrilles sont révélées par coloration argentique

3) Il peut recevoir des dendrites formant synapses avec sa membrane

4) Son réticulum endoplasmique lisse s'organise en corps de Nissl

5) Ses neurofilaments sont spécifiquement révélés par des anticorps anti-protéines fibrillaires

	1	2	3	4	5
Vrai	❑	❑	❑	❑	❑
Faux	❑	❑	❑	❑	❑

VI. A-25 A propos de l'axone d'un neurone :

1) L'axolemme est doublé d'une lame basale dans le système nerveux périphérique

2) On observe des bourgeonnements dendritiques au cours des phénomènes de plasticité

3) Le médiateur chimique est véhiculé par transport axonal rapide

3) Le réticulum endoplasmique lisse forme des citernes sous-axonales

5) Il contient des corps membranaires en circulation orthograde

	1	2	3	4	5
Vrai	❑	❑	❑	❑	❑
Faux	❑	❑	❑	❑	❑

VI. A-26 A propos de la névroglie centrale :

1) Les astrocytes font partie de la barrière hémato-encéphalique

2) Les oligodendrocytes forment la gaine de Schwann des fibres nerveuses de la substance blanche

3) On admet que les microgliocytes sont d'origine nerveuse

4) Les épendymocytes sécrètent le liquide céphalo-rachidien

5) Les cellules de Schwann forment une gaine de myéline discontinue

	1	2	3	4	5
Vrai	❑	❑	❑	❑	❑
Faux	❑	❑	❑	❑	❑

VI. A-27 A propos du tissu nerveux :

1) Les cellules pyramidales sont abondantes dans le cortex moteur

2) Les cellules en T du ganglion spinal sont unipolaires

3) Les cellules de Golgi II sont des neurones d'association

3) Les axones des cellules d'association, dans le cortex cérébral, ne sont pas myélinisés

5) Sur son trajet, l'axone d'un neurone moteur de la corne antérieure de la moëlle offre tous les types d'enveloppement possibles, en fonction des gaines

	1	2	3	4	5
Vrai	❑	❑	❑	❑	❑
Faux	❑	❑	❑	❑	❑

VI. A-28 Où sont localisées les mitochondries dans le motoneurone ?

1) Dans le péricaryon

2) Dans l'axone

3) Dans la terminaison axonique

4) A la base des dendrites

	1	2	3	4
Vrai	❑	❑	❑	❑
Faux	❑	❑	❑	❑

VI. A-29 A propos des synapses :

1) On distingue des synapses excitatrices et des synapses inhibitrices

2) L'acétyl-choline a toujours une action excitatrice quelque soit l'endroit où elle agit

3) Il n'existe qu'un seul neurotransmetteur pour une synapse donnée

4) L'aspect des vésicules synaptiques tel qu'on l'observe en microscopie électronique diffère selon la nature du neurotransmetteur

5) Les synapses n'existent pas qu'entre deux neurones; il en existe entre un neurone et une cellule non nerveuse, sensorielle par exemple.

	1	2	3	4	5
Vrai	❑	❑	❑	❑	❑
Faux	❑	❑	❑	❑	❑

VI. A-30 A propos du transport axonal :

1) Il ralentit quand la température diminue

2) Quand il emprunte le réticulum endoplasmique lisse, il est orthograde

3) Quand il est de type rapide, il est toujours orthograde

4) Quand il est de type orthograde, il sert au renouvellement de l'axolemme

5) Les lysosomes font l'objet d'un transport axonal rapide rétrograde

	1	2	3	4	5
Vrai	❑	❑	❑	❑	❑
Faux	❑	❑	❑	❑	❑

VI. A-31 A propos de la gaine de myéline :

1) Elle est interrompue au niveau des noeuds de Ranvier

2) Elle présente des incisures de Schmidt-Lantermann

3) Elle est faite entre autre de lipides phosphorés et de cholestérol

4) Elle est elle-même entourée par la gaine de Schwann

5) Elle a une épaisseur invariable d'une fibre à l'autre

	1	2	3	4	5
Vrai	❑	❑	❑	❑	❑
Faux	❑	❑	❑	❑	❑

VI. A-32 Quels types cellulaires véhiculent un message nerveux ?

1) Les cellules nerveuses d'association dans la substance grise

2) Les cellules dont le corps cellulaire est situé dans le ganglion spinal

3) Les cellules neurocrines de l'hypothalamus

4) Les cellules amacrines de la rétine

5) Les neurones purinergiques

	1	2	3	4	5
Vrai	❑	❑	❑	❑	❑
Faux	❑	❑	❑	❑	❑

VI. A-33 A propos des astrocytes :

1) Les astrocytes protoplasmiques sont riches en gliofilaments

2) Les astrocytes fibreux sont localisés principalement dans la substance blanche

3) En cas de lésion cérébrale, ce sont les astrocytes qui servent de cellules de remplacement pour les cellules nerveuses

4) On peut affirmer l'origine astrocytaire d'une tumeur à l'aide d'anticorps anti-protéines gliofibrillaires

5) Les astrocytes protoplasmiques forment, avec les neurones, des synapses de type chimique

	1	2	3	4	5
Vrai	❑	❑	❑	❑	❑
Faux	❑	❑	❑	❑	❑

VI. A-34 Dans une synapse chimique neurotransmettrice, on peut mettre en évidence :

1) Des vésicules à coeur dense dans les synapses cholinergiques

2) Des corps de Herring

3) Des vésicules synaptiques dans l'espace synaptique quand la taille des vésicules est inférieure à 25 nanomètres

4) Des vésicules elliptiques dans les synapses inhibitrices

5) De la noradrénaline dans la synapse ganglionnaire du système sympathique

	1	2	3	4	5
Vrai	❑	❑	❑	❑	❑
Faux	❑	❑	❑	❑	❑

VI. A-35 A propos des cellules de Schwann :

1) Elles forment une gaine continue autour des fibres nerveuses

2) Elles ne forment une gaine qu'autour des neurones post-ganglionnaires du système nerveux végétatif

3) Elles contiennent de la protéine gliofibrillaire acide

4) Ce sont les seules cellules responsables de la myélinisation périphérique

5) Elles peuvent s'observer dans certaines zones du système nerveux central

	1	2	3	4	5
Vrai	❑	❑	❑	❑	❑
Faux	❑	❑	❑	❑	❑

VI. A-36 A propos de la névroglie :

1) Les astrocytes protoplasmiques sont plus riches en protéines gliofibrillaires acides que les astrocytes fibreux

2) Les oligodendrocytes s'observent aussi dans les ganglions sympathiques

3) Les microgliocytes participent à la constitution de la barrière hémato-encéphalique

4) Les oligodendrocytes sont exclusivement responsables de la myélinisation centrale

5) Les cellules nerveuses d'association font partie de la névroglie centrale interstitielle

	1	**2**	**3**	**4**	**5**
Vrai	❑	❑	❑	❑	❑
Faux	❑	❑	❑	❑	❑

VI. A-37 A propos du péricaryon d'un neurone :

1) Son appareil de Golgi est en position supranucléaire

2) Les colorations argentiques mettent en évidence les neurofibrilles

3) Il s'y effectue toujours la synthèse du médiateur chimique

4) Les corps de Nissl disparaissent après section de l'axone

5) Le médiateur chimique est encapsulé

	1	**2**	**3**	**4**	**5**
Vrai	❑	❑	❑	❑	❑
Faux	❑	❑	❑	❑	❑

VI. A-38 Un mésaxone perméable aux ions est observé :

1) Dans les fibres nerveuses myélinisées

2) Au niveau des fibres nerveuses amyéliniques

3) Au niveau des étranglements de Ranvier

4) Dans les fibres nerveuses embryonnaires

	1	**2**	**3**	**4**
Vrai	❑	❑	❑	❑
Faux	❑	❑	❑	❑

VI. A-39 A propos de l'axone d'un neurone quelconque :

1) Il est dépourvu de neurofilaments

2) Le transport axonal rapide est exclusivement orthograde

3) Après section, le segment non lié au péricaryon régénère si le péricaryon est intact

4) Il est toujours myélinisé

5) Il peut être le siège d'une synapse

	1	2	3	4	5
Vrai	❑	❑	❑	❑	❑
Faux	❑	❑	❑	❑	❑

B- Questions à réponses ouvertes et courtes (QROC).

VI. B-1 Définir la dendrite

VI. B-2 Définir la dégénérescence wallérienne

VI. B-3 Quels sont les éléments constitutifs du système nerveux central ?

VI. B-4 Citer les différentes cellules gliales

VI. B-5 Quelles sont les principales fonctions des astrocytes ?

VI. B-6 Quelles sont les principales fonctions des oligodendrocytes ?

VI. B-7 Quelles sont les principales fonctions des épendymocytes ?

VI. B-8 Quels sont les éléments constitutifs du système nerveux périphérique ?

VI. B-9 Définir la cellule de Schwann

VI. B-10 Quelle est la localisation de la lipofuscine dans le neurone ?

VI. B-11 Définir la gaine de myéline

VI. B-12 Définir un axone pseudo-unipolaire

VI. B-13 Définir une dendrite isodendritique

VI. B-14 Définir un axone unipolaire

VI. B-15 Citer un axone unipolaire

VI. B-16 Légender correctement la planche suivante

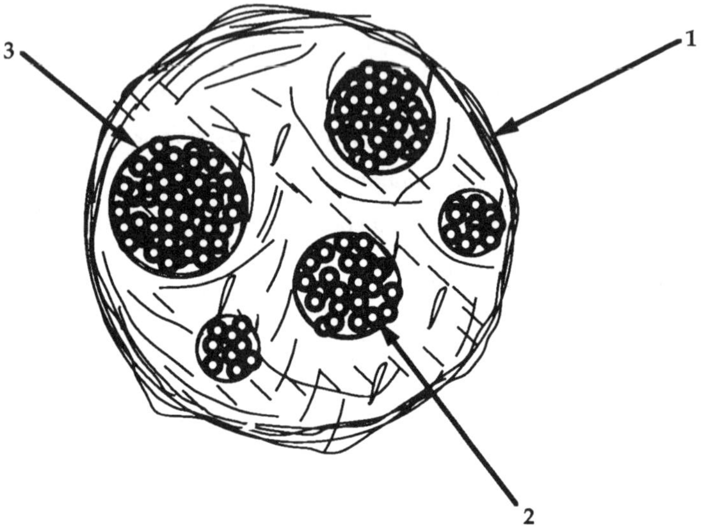

1:
2:
3:

VI. B-17 De quel type de coupe s'agit-il ?

VI. B-18 Légender correctement la planche suivante

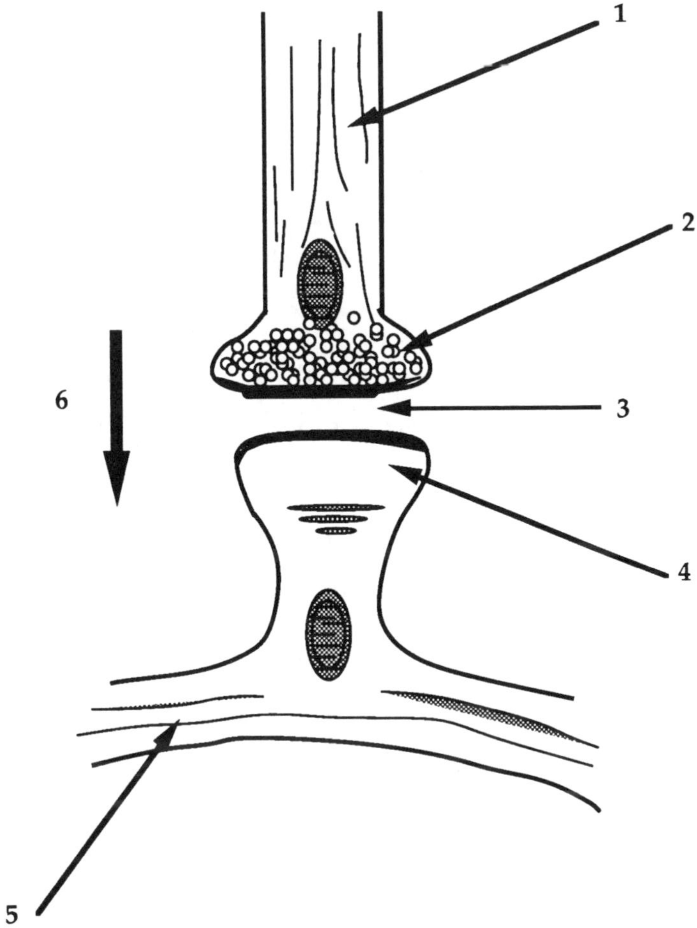

1:	4:
2:	5:
3:	6:

LE TISSU NERVEUX.

A- Questions à choix multiples (QCM).

VI. A-1	1	2	3	4	5
Vrai	☐	☐	☒	☒	☐
Faux	☒	☒	☐	☐	☒

VI. A-2	1	2	3	4	5
Vrai	☒	☐	☒	☒	☐
Faux	☐	☒	☐	☐	☒

VI. A-3	1	2	3	4	5
Vrai	☐	☐	☒	☒	☒
Faux	☒	☒	☐	☐	☐

VI. A-4	1	2	3	4
Vrai	☐	☐	☐	☒
Faux	☒	☒	☒	☐

VI. A-5	1	2	3	4	5
Vrai	☒	☐	☐	☒	☒
Faux	☐	☒	☒	☐	☐

VI. A-6	1	2	3	4	5
Vrai	☐	☐	☒	☒	☒
Faux	☒	☒	☐	☐	☐

VI. A-7	1	2	3	4	5
Vrai	☐	☐	☒	☒	☒
Faux	☒	☒	☐	☐	☐

VI. A-8	1	2	3	4	5
Vrai	☒	☒	☒	☐	☒
Faux	☐	☐	☐	☒	☐

VI. A-9	1	2	3	4
Vrai	☒	☒	☒	☒
Faux	☐	☐	☐	☐

VI. A-10	1	2	3	4	5
Vrai	☐	☒	☒	☒	☒
Faux	☒	☐	☐	☐	☐

VI. A-11	1	2	3	4
Vrai	☐	☐	☐	☒
Faux	☒	☒	☒	☐

VI. A-12	1	2	3	4
Vrai	☐	☒	☐	☐
Faux	☒	☐	☒	☒

VI. A-13	1	2	3	4	5
Vrai	☒	☐	☒	☒	☒
Faux	☐	☒	☐	☐	☐

VI. A-14	1	2	3	4
Vrai	☐	☐	☐	☒
Faux	☒	☒	☒	☐

VI. A-15	1	2	3	4	5
Vrai	☒	☒	☒	☐	☒
Faux	☐	☐	☐	☒	☐

VI. A-16	1	2	3	4	5
Vrai	☐	☐	☐	☐	☐
Faux	☒	☒	☒	☒	☒

VI. A-17	1	2	3	4
Vrai	☒	☒	☒	☒
Faux	☐	☐	☐	☐

VI. A-18	1	2	3	4
Vrai	☒	☐	☒	☐
Faux	☐	☒	☐	☒

VI. A-19	1	2	3	4
Vrai	☐	☐	☒	☒
Faux	☒	☒	☐	☐

VI. A-20	1	2	3	4
Vrai	☐	☒	☒	☐
Faux	☒	☐	☐	☒

VI. A-21	1	2	3	4
Vrai	☐	☒	☒	☒
Faux	☒	☐	☐	☐

VI. A-22	1	2	3	4
Vrai	☒	☐	☒	☐
Faux	☐	☒	☐	☒

VI. A-23	1	2	3	4	5
Vrai	☐	☐	☒	☒	☒
Faux	☒	☒	☐	☐	☐

VI. A-24	1	2	3	4	5
Vrai	☒	☒	☒	☐	☐
Faux	☐	☐	☐	☒	☒

VI. A-25	1	2	3	4	5
Vrai	☐	☐	☒	☒	☐
Faux	☒	☒	☐	☐	☒

VI. A-26	1	2	3	4	5
Vrai	☒	☐	☐	☐	☐
Faux	☐	☒	☒	☒	☒

VI. A-27	1	2	3	4	5
Vrai	☒	☐	☒	☒	☒
Faux	☐	☒	☐	☐	☐

VI. A-28	1	2	3	4
Vrai	☒	☒	☒	☒
Faux	☐	☐	☐	☐

VI. A-29	1	2	3	4	5
Vrai	☒	☐	☒	☒	☒
Faux	☐	☒	☐	☐	☐

VI. A-30	1	2	3	4	5
Vrai	☒	☒	☐	☒	☐
Faux	☐	☐	☒	☐	☒

VI. A-31	1	2	3	4	5
Vrai	☒	☒	☒	☒	☐
Faux	☐	☐	☐	☐	☒

VI. A-32	1	2	3	4	5
Vrai	☒	☒	☐	☒	☒
Faux	☐	☐	☒	☐	☐

VI. A-33	1	2	3	4	5
Vrai	☐	☒	☐	☒	☐
Faux	☒	☐	☒	☐	☒

VI. A-34	1	2	3	4	5
Vrai	☐	☐	☐	☒	☐
Faux	☒	☒	☒	☐	☒

VI. A-35	1	2	3	4	5
Vrai	☐	☐	☐	☒	☐
Faux	☒	☒	☒	☐	☒

VI. A-36	1	2	3	4	5
Vrai	☐	☐	☐	☒	☐
Faux	☒	☒	☒	☐	☒

VI. A-37	1	2	3	4	5
Vrai	☐	☒	☐	☒	☐
Faux	☒	☐	☒	☐	☒

VI. A-38	1	2	3	4
Vrai	☐	☒	☐	☒
Faux	☒	☐	☒	☐

VI. A-39	1	2	3	4	5
Vrai	☐	☐	☐	☐	☒
Faux	☒	☒	☒	☒	☐

B- Questions à réponses ouvertes et courtes (QROC).

VI. B-1 Prolongement court conduisant l'influx nerveux vers le corps cellulaire

VI. B-2 Dégénérescence de l'extrémité distale de l'axone ainsi que de son éventuelle gaine de myéline après section de l'axone

VI. B-3 - Cellules nerveuses,
- cellules gliales,
- capillaires sanguins

VI. B-4 - Astrocytes,
- oligodendrocytes,
- épendymocytes,
- cellules microgliales

VI. B-5 - Support structural,
- isolement des surfaces réceptrices,
- rôle métabolique nutritionnel

VI. B-6 - Formation de la myéline dans le système nerveux central,
- rôle métabolique

VI. B-7 Régulation des échanges entre le liquide céphalo-rachidien et le cerveau

VI. B-8 - Cellules nerveuses,
- cellules de Schwann,
- capillaires sanguins

VI. B-9 C'est une cellule pouvant entourer soit plusieurs axones invaginés (fibres nerveuses amyéliniques) soit un seul axone autour duquel elle forme sa gaine de myéline (fibres nerveuses myélinisées)

VI. B-10 - Dendrites,
- corps cellulaires

VI. B-11 C'est une structure lipoprotéique lamellaire spiralée et régulièrement arrangée

VI. B-12 C'est un seul prolongement se bifurquant à distance du corps cellulaire : cellule en T

VI. B-13 C'est une dendrite possédant des divergences dans toutes les directions

VI. B-14 C'est un axone ne possédant qu'un seul prolongement

VI. B-15 Le neuroblaste

VI. B-16 1 : Epiblaste

2 : Périblaste

3 : Fibre nerveuse

VI. B-17 Coupe transversale d'un nerf périphérique

VI. B-18 1 : Axone

2 : Vésicules présynaptiques

3 : Fente synaptique

4 : Appareil post-synaptique

5 : Dendrite

6 : Transmission de l'influx nerveux

EMBRYOLOGIE

CHAPITRE I

APPAREILS GENITAUX MASCULIN ET FEMININ.

A- Questions à choix multiples (QCM).

APPAREIL GENITAL MASCULIN.

I. A-1 A propos de l'appareil génital masculin :

1) Le canal déférent est constitué d'un épithélium cilié

2) Les cellules de Leydig sont polygonales, groupées par cinq et sécrètent de la testostérone

3) Les cellules de Sertoli ont un rôle de soutien de l'épididyme

4) La SBP est sécrétée par les cellules de Sertoli

5) L'albuginée est un manchon cutané entourant le testicule

	1	2	3	4	5
Vrai	❑	❑	❑	❑	❑
Faux	❑	❑	❑	❑	❑

I. A-2 A propos des spermatozoïdes :

1) Ils possèdent peu de cytoplasme

2) Ils ne possèdent pas d'appareil de Golgi

3) Ils possèdent deux centrioles

4) Ils possèdent de nombreuses mitochondries

5) Ils possèdent une structure ciliaire

	1	2	3	4	5
Vrai	❑	❑	❑	❑	❑
Faux	❑	❑	❑	❑	❑

I. A-3 A propos des glandes annexes des voies génitales masculines :

1) Elles sécrètent le liquide séminal

2) La prostate sécrète des phosphatases acides

3) Les vésicules séminales sécrètent du fructose

4) Les vésicules séminales sont un réservoir temporaire des spermatozoïdes

5) Les glandes de Cowper sécrètent du mucus

	1	2	3	4	5
Vrai	❑	❑	❑	❑	❑
Faux	❑	❑	❑	❑	❑

I. A-4 A propos de l'appareil génital masculin :

1) La carnitine est sécrétée par le canal déférent

2) La sécrétion de testostérone cesse au 6ème mois de la vie foetale

3) L'ABP est stimulée par la FSH

4) 20% du liquide séminal provient de la prostate

5) Les testicules sont des glandes ovoïdes de 10g

	1	2	3	4	5
Vrai	❑	❑	❑	❑	❑
Faux	❑	❑	❑	❑	❑

I. A-5 Dans les voies excrétrices masculines, entre le rete testis et les canaux éjaculateurs, on trouve :

1) Le canal déférent

2) L'urètre prostatique

3) Le canal de l'épididyme

4) Les tubes droits

5) Les tubes séminifères

	1	2	3	4	5
Vrai	❑	❑	❑	❑	❑
Faux	❑	❑	❑	❑	❑

I. A-6 A propos de l'appareil génital masculin :

1) La spermatogénèse dure 74 jours chez l'homme

2) La régulation de la spermatogénèse fait intervenir la FSH, la LH, l'ABP et l'inhibine

3) La régulation locale de la spermatogénèse fait intervenir les cellules de Sertoli

4) Le liquide séminal contient du fructose

	1	2	3	4
Vrai	❑	❑	❑	❑
Faux	❑	❑	❑	❑

I. A-7 Quelles sont les cellules diploïdes ?

1) Les spermatocytes II

2) L'ovule

3) L'ovotide

4) La spermatogonie

5) Les spermatozoïdes

	1	2	3	4	5
Vrai	❑	❑	❑	❑	❑
Faux	❑	❑	❑	❑	❑

I. A-8 Comment capacite-t-on des spermatozoïdes in vitro ?

1) En présence des phosphatases alcalines

2) En présence d'une solution saline concentrée

3) En présence d'un ovule

4) En présence de glaire cervicale

5) En présence d'une solution de fructose à 10%

	1	2	3	4	5
Vrai	❑	❑	❑	❑	❑
Faux	❑	❑	❑	❑	❑

I. A-9 Quelles sont les glandes dont dépend la fonction endocrine du testicule ?

1) L'hypophyse

2) L'épiphyse

3) Les surrénales

4) L'hypothalamus

5) La thyroïde

	1	2	3	4	5
Vrai	❑	❑	❑	❑	❑
Faux	❑	❑	❑	❑	❑

I. A-10 La testostérone agit sur :

1) Les cellules pulmonaires

2) Les cellules du tissu osseux

3) Les cellules de la peau

4) Les cellules des cordes vocales

5) Les cellules de l'hypothalamus

	1	2	3	4	5
Vrai	❑	❑	❑	❑	❑
Faux	❑	❑	❑	❑	❑

I. A-11 A propos de l'appareil génital masculin :

1) Dans les testicules, la méïose commencée pendant la vie foetale s'achève à la puberté

2) Les spermatogonies cessent de se multiplier après 50 ans

3) La méïose s'achève au cours de la spermiogénèse

4) L'acrosome du spermatozoïde dérive de l'appareil de Golgi de la spermatide

	1	2	3	4
Vrai	❑	❑	❑	❑
Faux	❑	❑	❑	❑

I. A-12 Quelles sont les hormones sécrétées par les cellules de Sertoli ?

1) L'inhibine

2) L'hormone anti-mullérienne

3) La testostérone

4) L'oestradiol

5) L'androgene binding protein

	1	2	3	4	5
Vrai	❑	❑	❑	❑	❑
Faux	❑	❑	❑	❑	❑

I. A-13 A propos des cellules de Sertoli :

1) Elles sécrètent la testostérone

2) Elles sécrètent l'ABP

3) Elles se trouvent à la périphérie des tubes séminifères

4) Elles sécrètent l'inhibine

5) Elles sont des cibles de la LH

	1	2	3	4	5
Vrai	❑	❑	❑	❑	❑
Faux	❑	❑	❑	❑	❑

I. A-14 A propos du sperme :

1) Son pH est acide

2) Il comprend de 20 à 100 millions de spermatozoïdes par ml

3) Il est composé à 70% par des sécrétions séminales

4) On peut y doser le zinc

5) On peut y doser le fructose

	1	2	3	4	5
Vrai	❑	❑	❑	❑	❑
Faux	❑	❑	❑	❑	❑

I. A-15 Quel est le lieu de stockage des spermatozoïdes en dehors de toute activité sexuelle ?

1) Dans les tubes séminifères

2) Dans la queue de l'épididyme

3) Dans le canal déférent

4) Dans les canaux éjaculateurs

5) Dans la prostate

	1	2	3	4	5
Vrai	❑	❑	❑	❑	❑
Faux	❑	❑	❑	❑	❑

I. A-16 Parmi ces composants du sperme, quels sont les marqueurs des vésicules séminales :

1) Les spermatozoïdes

2) Le fructose

3) Le zinc

4) Les phosphatases alcalines

5) Les protéines

	1	2	3	4	5
Vrai	❑	❑	❑	❑	❑
Faux	❑	❑	❑	❑	❑

I. A-17 Lors d'un examen de sperme, on trouve 10% de spermatozoïdes normaux, 50% de spermatozoïdes à mobilité réduite et 40% de spermatozoïdes anormaux, que peut-on en conclure ?

1) Il s'agit d'un sperme normal

2) Il s'agit d'une oligospermie

3) Il s'agit d'une tératospermie

4) Il s'agit d'une asthénospermie

5) Il s'agit d'une azoospermie

	1	2	3	4	5
Vrai	❑	❑	❑	❑	❑
Faux	❑	❑	❑	❑	❑

I. A-18 A propos de la spermatogénèse :

1) Sous l'influence de la FSH, les cellules de Leydig produisent de l'ABP

2) La cellule de Sertoli peut intervenir localement dans la régulation de la spermatogénèse

3) La testostérone est sécrétée sous l'influence de la LH

4) L'inhibine intervient dans la régulation locale de la spermatogénèse

	1	2	3	4
Vrai	❑	❑	❑	❑
Faux	❑	❑	❑	❑

I. A-19 A propos de la cape post-acrosomiale :

1) Elle correspond à la partie du capuchon céphalique dépourvue d'acrosome

2) Elle est riche en hyaluronidase

3) Elle correspond à la partie du noyau spermatique

4) Elle est située en regard de la zone d'accolement des membranes plasmiques du spermatozoïde et de l'ovocyte lorsqu'il y a fécondation

5) Elle a disparu dès le début de la capacitation du spermatozoïde

	1	2	3	4	5
Vrai	❑	❑	❑	❑	❑
Faux	❑	❑	❑	❑	❑

I. A-20 Quelles sont les cellules qui sécrètent la testostérone ?

1) Les spermatogonies

2) Les cellules de l'hypophyse

3) Les cellules de l'hypothalamus

4) Les cellules de Sertoli

5) Les cellules de Leydig

	1	2	3	4	5
Vrai	❑	❑	❑	❑	❑
Faux	❑	❑	❑	❑	❑

I. A-21 Au cours de la spermiogénèse :

1) L'appareil de Golgi se transforme intégralement en appareil acrosomial

2) Le corps chromatoïde donne l'anneau de Jensen ou "annulus"

3) Le noyau de la spermatide se décondense progressivement

4) Une partie du chondriome migre dans la manchette caudale

5) Le centriole proximal s'allonge pour donner un long complexe axonémal

	1	2	3	4	5
Vrai	❑	❑	❑	❑	❑
Faux	❑	❑	❑	❑	❑

I. A-22 Quelle est la longueur d'un spermatozoïde ?

1) 1200 Å

2) 30 microns

3) 60 microns

4) 120 microns

5) 0.6 mm

	1	2	3	4	5
Vrai	❑	❑	❑	❑	❑
Faux	❑	❑	❑	❑	❑

I. A-23 Quel est l'organite qui résulte de la fusion des vésicules golgiennes lors de la spermiogénèse ?

1) Le noyau

2) L'anneau mitochondrial

3) Le centriole

4) L'acrosome

5) Les dictyosomes

	1	2	3	4	5
Vrai	❑	❑	❑	❑	❑
Faux	❑	❑	❑	❑	❑

I. A-24 Quel est le seul type de cellules germinales que l'on peut trouver dans les tubes séminifères d'un garçon de 7 ans ?

1) Les spermatides

2) Les spermatocytes I

3) Les spermatogonies

4) Les spermatocytes II

5) Les spermatozoïdes

	1	2	3	4	5
Vrai	❑	❑	❑	❑	❑
Faux	❑	❑	❑	❑	❑

I. A-25 Pour un sperme considéré comme fécondant, quelle est la part minimale des spermatozoïdes normaux ?

1) 40%

2) 50%

3) 60%

4) 70%

5) 80%

	1	2	3	4	5
Vrai	❑	❑	❑	❑	❑
Faux	❑	❑	❑	❑	❑

B- Questions à réponses ouvertes et courtes (QROC).

I. B-1 Quel est le rôle des cellules du canal de l'épididyme ?

I. B-2 Quelles sont les différentes parties des voies spermatiques ?

I. B-3 Quels sont les rôles des cellules de Sertoli ?

I. B-4 Définir la tératospermie

I. B-5 Quelles sont les cellules cibles de la FSH chez l'homme ?

I. B-6 Quel est le nombre de spermatozoïdes dans un éjaculat normal ?

I. B-7 Quel est le nom des glandes qui produisent le fructose du sperme ?

I. B-8 Quelles sont les glandes principales qui contribuent à la production du liquide séminal ?

I. B-9 Quel est le processus transformant le spermatide en spermatozoïde ?

I. B-10 Quelle est la longueur d'un spermatozoïde ?

I. B-11 Quelles sont les cellules cibles de la testostérone ?

I. B-12 A quelle époque de la vie débute la spermatogénèse ?

I. B-13 Quels sont les éléments qui régulent la spermatogénèse ?

I. B-14 Quelles sont les caractéristiques essentielles de la production des gamètes masculins ?

I. B-15 A quelle date s'arrête la spermatogénèse ?

I. B-16 Quelle est la date de la division méïotique des spermatogonies ?

I. B-17 Quel est le devenir de l'appareil de Golgi ?

I. B-18 Quel est le diamètre d'un spermatocyte II ?

I. B-19 Quelle est la localisation des centrioles ?

I. B-20 Quelle est la forme des cellules de Leydig ?

I. B-21 Légender correctement la planche suivante

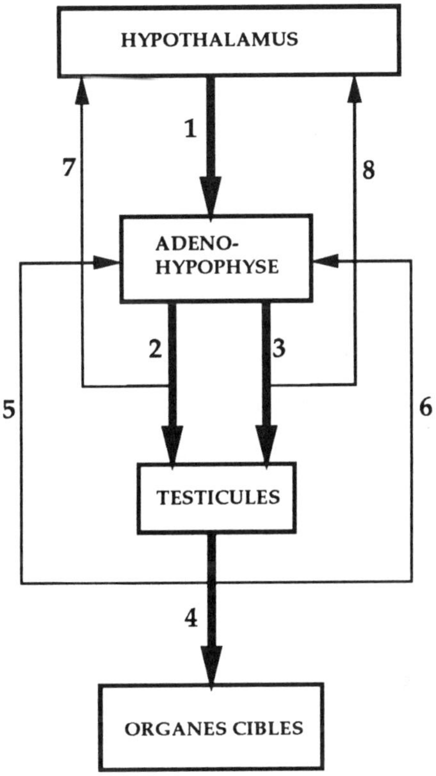

1:	5:
2:	6:
3:	7:
4:	8:

A- Questions à choix multiples (QCM).

APPAREIL GENITAL FEMININ.

I. A-26 A propos de l'appareil génital féminin :

1) Au cours de l'ovogénèse, la méïose débute à la puberté

2) Les cellules de la corona radiata entourant l'ovocyte I sécrètent de la progestérone

3) Le noyau des ovocytes I contient "n" chromosomes

4) Le follicule dominant sécrète de l'inhibine

	1	2	3	4
Vrai	❑	❑	❑	❑
Faux	❑	❑	❑	❑

I. A-27 A propos de l'ovulation :

1) Elle est précédée d'une libération d'enzymes lytiques

2) Elle nécessite une réduction importante de la perméabilité vasculaire

3) Elle entraîne une petite hémorragie locale après rupture du stigma

4) Elle est suivie de la formation du corps jaune progestatif

5) Elle est bloquée par la présence in utéro d'un dispositif intra-utérin ("D.I.U" ou "stérilet")

	1	2	3	4	5
Vrai	❑	❑	❑	❑	❑
Faux	❑	❑	❑	❑	❑

I. A-28 La microscopie électronique d'un follicule ovarien plein montre :

1) Que le corps de Balbani de l'ovocyte est organisé autour d'un centre cellulaire

2) Que le centre cellulaire renferme entre autre des microtubules

3) Des agrégats composés dans la région périphérique du corps de Balbani

4) Que les vacuoles complexes des cellules de la corona radiata sont riches en mitochondries et en éléments golgiens

	1	2	3	4
Vrai	❑	❑	❑	❑
Faux	❑	❑	❑	❑

I. A-29 Quelles sont les hormones à l'origine du rétro-contrôle positif qui induit la décharge de LH ?

1) La progestérone

2) Les estrogènes

3) Le GnRH

4) La LH

5) La FSH

	1	2	3	4	5
Vrai	❑	❑	❑	❑	❑
Faux	❑	❑	❑	❑	❑

I. A-30 L'évolution de l'ovule depuis l'ovogonie s'interrompt plusieurs fois à divers stades, lesquels ?

1) Ovogonie bloquée en métaphase

2) Ovocyte I bloqué en prophase

3) Ovocyte I bloqué en métaphase

4) Ovocyte II bloqué en prophase

5) Ovocyte II bloqué en métaphase

	1	2	3	4	5
Vrai	❑	❑	❑	❑	❑
Faux	❑	❑	❑	❑	❑

I. A-31 A propos de la FSH :

1) Elle provoque l'ovulation au 14ème jour du cycle

2) Elle a pour cellules cibles les cellules du tractus génital

3) Elle est sécrétée sous l'action du GnRH

4) Elle est à son taux maximum au 14ème jour du cycle

5) Elle stimule le développement des follicules

	1	2	3	4	5
Vrai	❑	❑	❑	❑	❑
Faux	❑	❑	❑	❑	❑

I. A-32 A propos de l'ovogénèse :

1) Les ovogonies se multiplient pendant la vie intra-utérine

2) A la puberté chaque ovaire contient environ 2 millions d'ovogonies

3) Avant la puberté tous les ovocytes contenus dans l'ovaire sont des ovocytes I bloqués au stade diplotène de la prophase méïotique

4) Avant la puberté tous les follicules contenus dans l'ovaire sont des follicules primordiaux

	1	2	3	4
Vrai	❑	❑	❑	❑
Faux	❑	❑	❑	❑

I. A-33 A propos de la progestérone :

1) Elle est sécrétée en deuxième partie du cycle

2) Elle prépare la muqueuse utérine à la nidation

3) Son taux augmente régulièrement au cours de la grossesse et chute à la fin de la gestation

4) Elle maintient le myomètre au repos

5) C'est une hormone protéique

	1	2	3	4	5
Vrai	❑	❑	❑	❑	❑
Faux	❑	❑	❑	❑	❑

I. A-34 Quels sont les phénomènes qui se passent durant la phase lutéale ?

1) La courbe de température est au plus bas

2) On observe le pic de LH

3) Le taux de progestérone est au plus haut

4) Le taux des estrogènes augmente

5) La production de glaire cervicale est à son maxima

	1	2	3	4	5
Vrai	❑	❑	❑	❑	❑
Faux	❑	❑	❑	❑	❑

I. A-35 A propos du follicule de De Graaf :

1) Il correspond au follicule secondaire

2) Il fait saillie à la surface de l'ovaire

3) Il contient une ovogonie

4) Il donnera le corps jaune après ovulation

5) Il a un diamètre de 80 microns

	1	2	3	4	5
Vrai	❑	❑	❑	❑	❑
Faux	❑	❑	❑	❑	❑

I. A-36 Comment appelle-t-on les cicatrices que l'on trouve à la surface de l'ovaire et qui sont la trace des corps jaunes qui ont régressé ?

1) Les follicules quaternaires

2) Les corps blancs

3) Les cicatrices corpusculaires

4) Les kystes ovariens

5) Les cicatrices de la granulosa

	1	2	3	4	5
Vrai	❑	❑	❑	❑	❑
Faux	❑	❑	❑	❑	❑

I. A-37 La vasectomie représente :

1) Une anomalie chromosomique

2) La sténose des tubes séminifères

3) Une insuffisance de sécrétion de testostérone

4) Une anomalie de la spermatogénèse

5) La ligature du déférent

	1	2	3	4	5
Vrai	❑	❑	❑	❑	❑
Faux	❑	❑	❑	❑	❑

I. A-38 Quelle est l'hormone qui déclenche l'ovulation ?

1) La progestérone

2) L'oestradiol

3) La FSH

4) La LH

5) Le GnRH

	1	2	3	4	5
Vrai	❑	❑	❑	❑	❑
Faux	❑	❑	❑	❑	❑

I. A-39 Quel est l'événement qui marque le premier jour des cycles ?

1) Le premier jour des règles

2) Le dernier jour des règles

3) L'ovulation

4) Le décalage de la courbe de température

5) Le pic de LH

	1	2	3	4	5
Vrai	❑	❑	❑	❑	❑
Faux	❑	❑	❑	❑	❑

I. A-40 A quelle période de sa vie une femme a-t-elle un stock de cellules germinales de l'ordre de 40.000 ?

1) A trois mois "in utéro"

2) A la naissance

3) A la puberté

4) Aux alentours de 30 ans

5) Après la ménopause

	1	2	3	4	5
Vrai	❑	❑	❑	❑	❑
Faux	❑	❑	❑	❑	❑

I. A-41 Quels phénomènes peut-on observer chez une femme ayant un cycle normal, dix jours après l'ovulation et en cas de non fécondation ?

1) L'apparition des règles

2) L'ovulation

3) L'augmentation du taux de LH

4) La baisse du taux de progestérone

5) La sécrétion maximale de glaire cervicale

	1	2	3	4	5
Vrai	❑	❑	❑	❑	❑
Faux	❑	❑	❑	❑	❑

I. A-42 Quel est le type de l'épithélium de l'exocol ?

1) Simple prismatique

2) Simple pavimenteux

3) Pseudostratifié

4) Pluristratifié non kératinisé

5) Pluristratifié kératinisé

	1	2	3	4	5
Vrai	❑	❑	❑	❑	❑
Faux	❑	❑	❑	❑	❑

I. A-43 A propos du corps jaune :

1) Son diamètre est de 2 cm au maximum

2) Sans fécondation, il régresse en quelque mois

3) Les cellules lutéiniques proviennent des cellules folliculaires

4) Les cellules paralutéiniques sécrètent la progestérone

5) Les vaisseaux, qui envahissent le follicule, après l'ovulation, permettent sa transformation en corps jaune

	1	2	3	4	5
Vrai	❑	❑	❑	❑	❑
Faux	❑	❑	❑	❑	❑

I. A-44 Quelle est la durée moyenne de la phase lutéale ?

1) 2 jours

2) 6 jours

3) 12 jours

4) 14 jours

5) 28 jours

	1	2	3	4	5
Vrai	❑	❑	❑	❑	❑
Faux	❑	❑	❑	❑	❑

I. A-45 Quelle est la cellule ovulée qui sera éventuellement fécondée ?

1) Un ovocyte II

2) Le premier globule polaire

3) Un ovocyte I

4) Un ovotide

5) Une ovogonie

	1	2	3	4	5
Vrai	❑	❑	❑	❑	❑
Faux	❑	❑	❑	❑	❑

I. A-46 A propos de la période pré-ovulatoire :

1) La première division méïotique s'achève et le premier globule polaire est expulsé

2) Les granules corticaux se répartissent à la périphérie de l'ovocyte

3) La sécrétion de la glaire cervicale sous l'influence des estrogènes est maxima

4) Les cellules folliculaires qui entourent l'ovocyte se répartissent libérant l'ovocyte dans le liquide folliculaire

	1	2	3	4
Vrai	❑	❑	❑	❑
Faux	❑	❑	❑	❑

I. A-47 L'ovulation est précédée par :

1) Le pic de LH

2) L'augmentation de la glaire cervicale

3) L'élévation de la température du corps

4) L'élévation de l'index caryopycnotique vaginal

5) Le pic des estrogènes sanguins

	1	2	3	4	5
Vrai	❑	❑	❑	❑	❑
Faux	❑	❑	❑	❑	❑

I. A- 48 A propos du test de Huhner :

1) On l'appelle aussi test post-coïtal

2) Il se pratique en cas de stérilité anorganique

3) Il consiste à examiner la glaire cervicale 24 heures après un rapport sexuel

4) Positif, il montre des spermatozoïdes immobiles

5) S'il est négatif, on peut faire des recherches ultérieures pour déterminer une éventuelle incompatibilité entre le sperme et la glaire cervicale

	1	2	3	4	5
Vrai	❑	❑	❑	❑	❑
Faux	❑	❑	❑	❑	❑

I. A-49 A propos de l'appareil génital féminin :

1) Le follicule primaire a un diamètre de 25 microns

2) Les cellules de la granulosa ont une activité sécrétrice protéique

3) L'ovocyte du follicule II est libre dans l'antrum

4) A la naissance une fille ne possède que des ovocytes I

5) La partie externe des trompes présente peu de franges

	1	2	3	4	5
Vrai	❑	❑	❑	❑	❑
Faux	❑	❑	❑	❑	❑

I. A-50 Quels sont les points communs entre la gamétogénèse mâle et la gamétogénèse femelle ?

1) Les cellules qui sont à l'origine des lignées germinales ont une origine extra-embryonnaire

2) Les cellules-souches (ou "gonies") se multiplient activement pendant toute la période de fécondité du sujet

3) Les "cytes" de premier ordre sont en contact étroit avec les cellules somatiques de la gonade ou leurs prolongements

4) La division réductionnelle entraîne l'hétérogamie des gamètes

5) Chaque "cyte" de second ordre donne, par division, deux cellules dissemblables

	1	2	3	4	5
Vrai	❑	❑	❑	❑	❑
Faux	❑	❑	❑	❑	❑

B- Questions à réponses ouvertes et courtes (QROC).

I. B-22 Quelle est l'hormone hypophysaire déclenchant l'ovulation ?

I. B-23 Quelles sont les cellules de l'ovaire qui sécrètent les estrogènes ?

I. B-24 Quelles sont les différentes phases du cycle menstruel ?

I. B-25 Quelles sont les cellules cibles de la FSH chez la femme ?

I. B-26 Quelle est la structure du vagin ?

I. B-27 Quel est le pH vaginal ?

I. B-28 Quelles sont les caractéristiques essentielles de la production des gamètes féminins ?

I. B-29 Quel est le rôle du myomètre ?

I. B-30 Quelle est la localisation de l'ovaire ?

I. B-31 Quelle est la structure de la thèque interne ?

I. B-32 Quelle est l'épaisseur de l'endomètre ?

I. B-33 Quelles sont les dimensions de l'utérus ?

I. B-34 Quel est le nombre de follicules primordiaux à la naissance et à la puberté ?

I. B-35 Quelle est la localisation de l'ovocyte dans le follicule de De Graaf ?

I. B-36 Quelles sont les caractéristiques des cellules de la granulosa ?

I. B-37 Quel est le devenir du follicule après expulsion de l'ovocyte ?

I. B-38 Quelle est la localisation de l'activité hormonale dans l'ovaire ?

I. B-39 Quelles sont les cellules de l'épithélium tubaire prédominant dans la 2ème phase du cycle menstruel ?

I. B-40 Comment se nomme le tissu conjonctif de l'ovaire ?

I. B-41 Quelle est la localisation de la membrane basale d'un follicule primaire ?

I. B-42 Légender correctement la planche suivante en citant le nom et le nombre de chromosomes de chaque des cellule

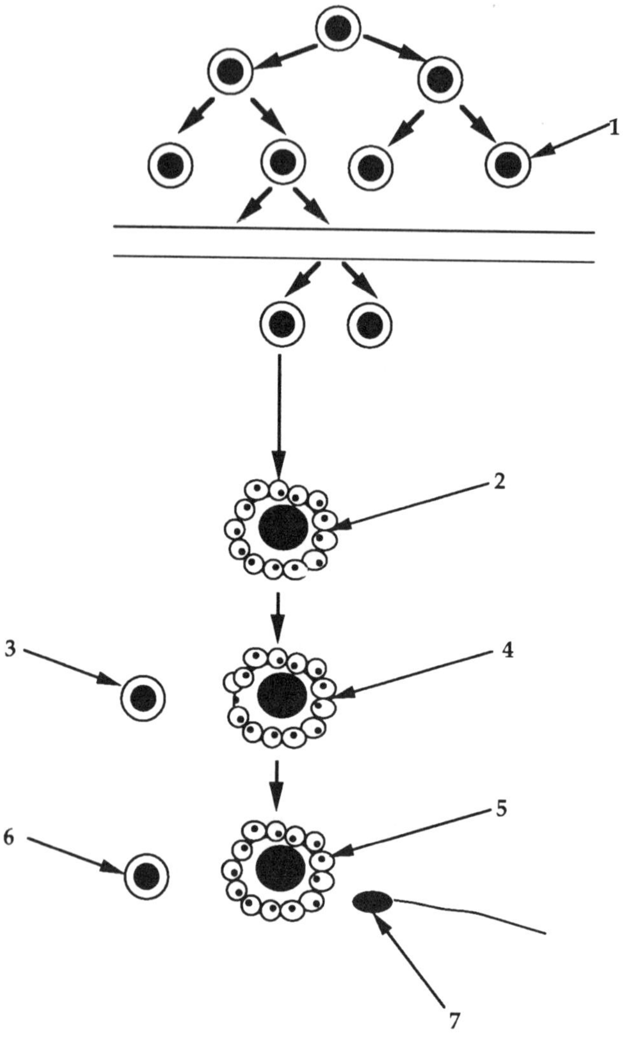

1:
2:
3:
4:
5:

I. B-43 Légender correctement la planche suivante

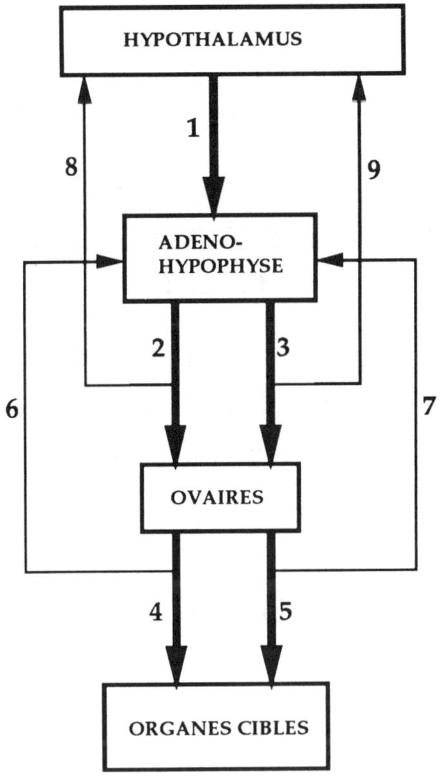

1:
2:
3:
4:

5:
6:
7:
8:
9:

SOLUTIONS

APPAREILS GENITAUX MASCULIN ET FEMININ.

A- Questions à choix multiples (QCM).

I. A-1	1	2	3	4	5
Vrai	[ ]	[X]	[ ]	[ ]	[ ]
Faux	[X]	[ ]	[X]	[X]	[X]

I. A-2	1	2	3	4	5
Vrai	[X]	[ ]	[X]	[X]	[X]
Faux	[ ]	[X]	[ ]	[ ]	[ ]

I. A-3	1	2	3	4	5
Vrai	[X]	[X]	[X]	[ ]	[X]
Faux	[ ]	[ ]	[ ]	[X]	[ ]

I. A-4	1	2	3	4	5
Vrai	[ ]	[X]	[X]	[X]	[X]
Faux	[X]	[ ]	[ ]	[ ]	[ ]

I. A-5	1	2	3	4	5
Vrai	[X]	[ ]	[X]	[ ]	[ ]
Faux	[ ]	[X]	[ ]	[X]	[X]

I. A-6	1	2	3	4
Vrai	[X]	[X]	[X]	[X]
Faux	[ ]	[ ]	[ ]	[ ]

I. A-7	1	2	3	4	5
Vrai	[ ]	[ ]	[ ]	[X]	[ ]
Faux	[X]	[X]	[X]	[ ]	[X]

I. A-8	1	2	3	4	5
Vrai	[ ]	[X]	[ ]	[ ]	[ ]
Faux	[X]	[ ]	[X]	[X]	[X]

I. A-9	1	2	3	4	5
Vrai	[X]	[ ]	[ ]	[X]	[ ]
Faux	[ ]	[X]	[X]	[ ]	[X]

I. A-10	1	2	3	4	5
Vrai	[ ]	[X]	[X]	[X]	[X]
Faux	[X]	[ ]	[ ]	[ ]	[ ]

I. A-11	1	2	3	4
Vrai	[ ]	[ ]	[ ]	[X]
Faux	[X]	[X]	[X]	[ ]

I. A-12	1	2	3	4	5
Vrai	[X]	[X]	[ ]	[ ]	[X]
Faux	[ ]	[ ]	[X]	[X]	[ ]

I. A-13	1	2	3	4	5
Vrai	[ ]	[X]	[X]	[X]	[ ]
Faux	[X]	[ ]	[ ]	[ ]	[X]

I. A-14	1	2	3	4	5
Vrai	[ ]	[X]	[X]	[X]	[X]
Faux	[X]	[ ]	[ ]	[ ]	[ ]

I. A-15	1	2	3	4	5
Vrai	[ ]	[X]	[ ]	[ ]	[ ]
Faux	[X]	[ ]	[X]	[X]	[X]

I. A-16	1	2	3	4	5
Vrai	[ ]	[X]	[ ]	[ ]	[ ]
Faux	[X]	[ ]	[X]	[X]	[X]

I. A-17	1	2	3	4	5
Vrai	[ ]	[ ]	[ ]	[X]	[ ]
Faux	[X]	[X]	[X]	[ ]	[X]

I. A-18	1	2	3	4
Vrai	[ ]	[X]	[X]	[X]
Faux	[X]	[ ]	[ ]	[ ]

I. A-19	1	2	3	4	5
Vrai	☒	☐	☐	☒	☐
Faux	☐	☒	☒	☐	☒

I. A-20	1	2	3	4	5
Vrai	☐	☐	☐	☐	☒
Faux	☒	☒	☒	☒	☐

I. A-21	1	2	3	4	5
Vrai	☐	☒	☐	☒	☐
Faux	☒	☐	☒	☐	☒

I. A-22	1	2	3	4	5
Vrai	☐	☐	☒	☐	☐
Faux	☒	☒	☐	☒	☒

I. A-23	1	2	3	4	5
Vrai	☐	☐	☐	☒	☐
Faux	☒	☒	☒	☐	☒

I. A-24	1	2	3	4	5
Vrai	☐	☐	☒	☐	☐
Faux	☒	☒	☐	☒	☒

I. A-25	1	2	3	4	5
Vrai	☐	☒	☐	☐	☐
Faux	☒	☐	☒	☒	☒

I. A-26	1	2	3	4
Vrai	☐	☐	☐	☐
Faux	☒	☒	☒	☒

I. A-27	1	2	3	4	5
Vrai	☒	☐	☒	☒	☐
Faux	☐	☒	☐	☐	☒

I. A-28	1	2	3	4
Vrai	☒	☒	☒	☐
Faux	☐	☐	☐	☒

I. A-29	1	2	3	4	5
Vrai	☐	☒	☐	☐	☐
Faux	☒	☐	☒	☒	☒

I. A-30	1	2	3	4	5
Vrai	☐	☒	☐	☐	☒
Faux	☒	☐	☒	☒	☐

I. A-31	1	2	3	4	5
Vrai	☐	☐	☒	☒	☒
Faux	☒	☒	☐	☐	☐

I. A-32	1	2	3	4
Vrai	☒	☐	☒	☒
Faux	☐	☒	☐	☐

I. A-33	1	2	3	4	5
Vrai	☒	☒	☒	☒	☐
Faux	☐	☐	☐	☐	☒

I. A-34	1	2	3	4	5
Vrai	☐	☐	☒	☐	☐
Faux	☒	☒	☐	☒	☒

I. A-35	1	2	3	4	5
Vrai	☐	☒	☐	☒	☐
Faux	☒	☐	☒	☐	☒

I. A-36	1	2	3	4	5
Vrai	☐	☒	☐	☐	☐
Faux	☒	☐	☒	☒	☒

I. A-37	1	2	3	4	5
Vrai	☐	☐	☐	☐	☒
Faux	☒	☒	☒	☒	☐

I. A-38	1	2	3	4	5
Vrai	☐	☐	☐	☒	☐
Faux	☒	☒	☒	☐	☒

I. A-39	1	2	3	4	5
Vrai	☒	☐	☐	☐	☐
Faux	☐	☒	☒	☒	☒

I. A-40	1	2	3	4	5
Vrai	☐	☐	☒	☐	☐
Faux	☒	☒	☐	☒	☒

I. A-41	1	2	3	4	5
Vrai	☐	☐	☐	☒	☐
Faux	☒	☒	☒	☐	☒

I. A-42	1	2	3	4	5
Vrai	☐	☐	☐	☒	☐
Faux	☒	☒	☒	☐	☒

I. A-43	1	2	3	4	5
Vrai	☒	☒	☒	☐	☒
Faux	☐	☐	☐	☒	☐

I. A-44	1	2	3	4	5
Vrai	☐	☐	☐	☒	☐
Faux	☒	☒	☒	☐	☒

I. A-45	1	2	3	4	5
Vrai	☒	☐	☐	☐	☐
Faux	☐	☒	☒	☒	☒

I. A-46	1	2	3	4
Vrai	☒	☒	☒	☒
Faux	☐	☐	☐	☐

I. A-47	1	2	3	4	5
Vrai	☒	☒	☐	☒	☒
Faux	☐	☐	☒	☐	☐

I. A-48	1	2	3	4	5
Vrai	☒	☒	☒	☐	☒
Faux	☐	☐	☐	☒	☐

I. A-49	1	2	3	4	5
Vrai	☐	☐	☐	☒	☐
Faux	☒	☒	☒	☐	☒

I. A-50	1	2	3	4	5
Vrai	☒	☐	☒	☐	☐
Faux	☐	☒	☐	☒	☒

B- Questions à réponses ouvertes et courtes (QROC).

Appareil génital masculin

I. B-1 - Décapacitation des spermatozoïdes,

- rôle vecteur dans l'acquisition de la mobilité grâce aux stéréocils des épithéliums ciliés

I. B-2 - Tubes séminifères,

- rete testis,

- cônes efférents,

- épididyme,

- canal déférent,

- ampoule déférentielle,

- canal éjaculateur,

- urètre prostatique,

- urètre membraneux,

- urètre spongieux

I. B-3 - Soutien : constitution de la paroi des tubes séminifères,

- nourricier : intermédiaire entre le sang et les cellules de la lignée germinale,

- sécrétoire : ABP, hormone anti-mullérienne, inhibine

I. B-4 Plus de 50% de spermatozoïdes de formes anormales

I. B-5 Les cellules de Sertoli

I. B-6 300 à 400 millions

I. B-7 Les vésicules séminales

I. B-8 - Prostate,

- vésicules séminales,

- glandes de Cowper

I. B-9 La spermiogénèse

I. B-10 65 microns

I. B-11 Les cellules du tractus génital : - cellules germinales,
- hypothalamus,
- ossature,
- poils

I. B-12 A la puberté

I. B-13 - L'hypothalamus,
- l'adénohypophyse,
- le testicule endocrine

I. B-14 - Continue,
- inépuisable

I. B-15 A la mort

I. B-16 A la puberté

I. B-17 Il est vésiculé et forme l'acrosome

I. B-18 10 microns

I. B-19 Au pôle opposé de l'acrosome

I. B-20 Quadrangulaire

I. B-21 1 : Gn-RH
2 : FSH
3 : LH
4 : Testostérone
5, 6, 7, 8 : Rétro-contrôles négatifs

Appareil génital féminin

I. B-22 La LH

I. B-23 Les cellules de la thèque interne

I. B-24 - Phase folliculaire,
- phase ovulatoire,
- phase lutéale

I. B-25 Les cellules folliculeuses

I. B-26 De dehors en dedans : - péritoine,
- musculeuse,
- muqueuse,
- épithélium pavimenteux non kératinisé pluristratifié

I. B-27 pH acide

I. B-28 - Discontinue
- épuisable

I. B-29 Rôle dans l'expulsion du contenu de l'utérus

I. B-30 Cavité abdominale basse

I. B-31 Couche dense de collagène

I. B-32 - 0.8 cm avant les règles,
- 0.3 cm après les règles

I. B-33 - Hauteur : 7 à 8 cm,
- largeur : 4 à 5 cm,
- épaisseur : 3 à 4 cm

I. B-34 - Un million à la naissance,
- 400.000 à la puberté

I. B-35 Au niveau du cumulus oophorus

I. B-36 - Avasculaires,
- jointives (gap jonction)

I. B-37 Il se transforme en corps jaune

I. B-38 Au niveau du cortex

I. B-39 Les cellules sécrétrices

I. B-40 Le stroma

I. B-41 La périphérie

I. B-42 1 : *Ovogonie, 2N chromosomes*

2 : *Ovocyte I, 2N chromosomes*

3 : *1er globule polaire*

4 : *Ovocyte II, N chromosomes*

5 : *Ovocyte en métaphase de 2ème division, N chromosomes*

6 : *2ème globule polaire*

7 : *Spermatozoïde, N chromosomes*

I. B-43 1 : *Gn-RH*

2 : *FSH*

3 : *LH*

4 : *Estrogène*

5 : *Progestérone*

6 : *Rétro-contrôles positifs*

7, 8, 9 : *Rétro-contrôles négatifs*

CHAPITRE II

FECONDATION ET NIDATION.

A- Questions à choix multiples (QCM).

II. A-1 Quels sont les facteurs susceptibles de favoriser l'accolement de l'oeuf à la muqueuse utérine ?

1) La perméabilité des capillaires sanguins
2) L'oedème du chorion
3) La sécrétion de glycogène par les glandes endométriales
4) La présence de pinopodes au niveau de l'épithélium utérin
5) La disparition de la membrane pellucide

	1	2	3	4	5
Vrai	❑	❑	❑	❑	❑
Faux	❑	❑	❑	❑	❑

II. A-2 A propos de l'implantation :

1) L'implantation a lieu au 7ème jour
2) L'épithélium utérin présente des pinopodes en phase lutéale
3) Le bouton embryonnaire se creuse d'une cavité au 9ème jour
4) Le cytotrophoblaste sécrète de l'HCG dès le 1er jour d'implantation
5) Le mésenchyme remplit le blastocèle au 2ème jour

	1	2	3	4	5
Vrai	❑	❑	❑	❑	❑
Faux	❑	❑	❑	❑	❑

II. A-3 La fécondité naturelle d'un couple est compromise par :

1) Un nombre de spermatozoïdes compris entre 100.000 et 250.000 par éjaculat

2) Une absence de fructose dans le sperme

3) Une élévation brutale et courte du taux de LH chez la femme au milieu de chacun de ses cycles menstruels, soit environ entre le 13ème et le 16ème jour d'un cycle de 28 à 30 jours

4) Un pH de la glaire cervicale compris entre 7.6 et 8 au milieu du cycle menstruel

5) Un traitement du mari par chimiothérapie anti-cancéreuse depuis 5 mois

	1	2	3	4	5
Vrai	❑	❑	❑	❑	❑
Faux	❑	❑	❑	❑	❑

II. A-4 La pénétration d'un spermatozoïde dans un ovocyte de deuxième ordre entraîne :

1) L'expulsion du premier globule polaire

2) La rétractation de l'ovocyte

3) La disparition du centriole ovocytaire

4) Le blocage de la polyspermie

5) Le fait que les ARN messagers ovocytaires soient démasqués

	1	2	3	4	5
Vrai	❑	❑	❑	❑	❑
Faux	❑	❑	❑	❑	❑

II. A-5 A propos de la mobilité normale des spermatozoïdes :

1) Elle s'acquiert dans les vésicules séminales

2) Elle est associée à la sécrétion de carnitine

3) Elle nécessite un retournement périodique de la tête des spermatozoïdes

4) Elle nécessite l'intégrité des bras de dynéine du complexe axonémal de la pièce principale

5) Elle nécessite la capacitation préalable du gamète

	1	2	3	4	5
Vrai	❑	❑	❑	❑	❑
Faux	❑	❑	❑	❑	❑

II. A-6 A propos de la fécondation dans l'espèce humaine :

1) Elle a normalement lieu au niveau du tiers interne de la trompe

2) Elle s'effectue dans les vingt-quatre heures qui suivent l'ovulation

3) Elle est rendue impossible par la présence d'un dispositif intra-utérin ou stérilet

4) Elle est responsable de la constitution d'un corps jaune appelé "corps jaune progestatif"

5) Elle aboutit à la constitution d'un zygote

	1	2	3	4	5
Vrai	❑	❑	❑	❑	❑
Faux	❑	❑	❑	❑	❑

II. A-7 A propos des chances d'une fécondation normale :

1) La glaire cervicale possède un pH de 7.8

2) L'ovocyte est ovulé 3 heures après le rapport sexuel

3) L'ovocyte ovulé possède 2 noyaux

4) Le sperme est dépourvu de fructose

5) L'éjaculat renferme 300.000 spermatozoïdes au total pour un volume de 4 ml

	1	2	3	4	5
Vrai	❑	❑	❑	❑	❑
Faux	❑	❑	❑	❑	❑

II. A-8 A quelle date l'oeuf est-il totalement enfoui dans l'utérus (en post-ovulatoire) ?

1) Au 7ème jour

2) Au 12ème jour

3) Au début de la 3ème semaine

4) Au début du 1er mois

5) Au 45ème jour

	1	2	3	4	5
Vrai	❑	❑	❑	❑	❑
Faux	❑	❑	❑	❑	❑

II. A-9 A quel stade se trouve l'oeuf 24 à 30 heures après la fécondation ?

1) Au stade II blastomères

2) Au stade IV blastomères

3) Au stade VIII blastomères

4) Au stade morula

5) Au stade gastrula

	1	2	3	4	5
Vrai	❑	❑	❑	❑	❑
Faux	❑	❑	❑	❑	❑

II. A-10 A propos de la migration :

1) L'oeuf atteint la cavité utérine 7 jours après l'ovulation

2) Lorsque l'oeuf atteint la cavité utérine, il est au stade morula

3) L'oeuf a une vie libre dans la cavité utérine durant 2 à 3 jours

4) Des sécrétions hormonales correctes représentent une condition nécessaire mais pas suffisante pour que la migration se fasse au mieux

5) Les nidations prématurées donnent des grossesses extra-utérines le plus souvent tubaires

	1	2	3	4	5
Vrai	❑	❑	❑	❑	❑
Faux	❑	❑	❑	❑	❑

II. A-11 A quel moment l'oeuf perd-il la membrane pellucide ?

1) A la fécondation

2) Au cours de la migration

3) Lorsqu'il est libre dans l'utérus

4) Juste avant la nidation

5) Quand il est enfoui dans la muqueuse utérine

	1	2	3	4	5
Vrai	❑	❑	❑	❑	❑
Faux	❑	❑	❑	❑	❑

II. A-12 Quels sont les effets de l'HCG ?

1) L'augmentation du rythme des divisions cellulaires

2) L'activation des sécrétions de l'endocol

3) Le maintien du corps jaune

4) L'inhibition de la sécrétion de progestérone

5) L'apparition des villosités choriales secondaires

	1	2	3	4	5
Vrai	❑	❑	❑	❑	❑
Faux	❑	❑	❑	❑	❑

II. A-13 A propos de la nidation de l'oeuf :

1) Elle est due à l'activité enzymatique de la paroi de l'ovocyte

2) Elle est due à l'activité enzymatique du cytotrophoblaste

3) Elle se fait le plus souvent dans la région postérieure et supérieure de l'endomètre

4) Son emplacement fixe la situation du placenta

	1	2	3	4
Vrai	❑	❑	❑	❑
Faux	❑	❑	❑	❑

II. A-14 Combien de temps les spermatozoïdes peuvent-ils vivre dans les voies génitales féminines ?

1) Moins d'une heure

2) Deux à trois heures

3) Douze heures

4) Vingt-quatre heures

5) Deux à trois jours

	1	2	3	4	5
Vrai	❑	❑	❑	❑	❑
Faux	❑	❑	❑	❑	❑

II. A-15 Quelles sont les conséquences de la fécondation ?

1) Le rétablissement de la diploïdie

2) La mise en route de la migration

3) L'activation métabolique

4) Les divisions cellulaires

5) La détermination du sexe génétique

	1	2	3	4	5
Vrai	❑	❑	❑	❑	❑
Faux	❑	❑	❑	❑	❑

II. A-16 Quelle partie du spermatozoïde pénètre dans l'ovocyte ?

1) La tête (noyau)

2) La tête (noyau) et la pièce intermédiaire

3) La pièce intermédiaire et le flagelle

4) Tout le spermatozoïde

	1	2	3	4
Vrai	❑	❑	❑	❑
Faux	❑	❑	❑	❑

II. A-17 Quel est le nombre de blastomères dans une morula ?

1) 4

2) 8

3) 16

4) 32

	1	2	3	4
Vrai	❑	❑	❑	❑
Faux	❑	❑	❑	❑

II. A-18 Quelle est la date de l'arrivée de l'oeuf dans l'utérus ?

1) Le 3ème jour

2) Le 4ème jour

3) Le 7ème jour

4) Le 8ème jour

	1	2	3	4
Vrai	❑	❑	❑	❑
Faux	❑	❑	❑	❑

II. A-19 Quels facteurs facilitent la descente de l'ovocyte dans les trompes ?

1) La pente importante

2) Le battement des cils

3) Le flux liquidien

4) Le péristaltisme tubaire

	1	2	3	4
Vrai	❑	❑	❑	❑
Faux	❑	❑	❑	❑

II. A-20 Quelle est la date de la perte de la membrane pellucide ?

1) 3ème jour

2) 7ème jour

3) 10ème jour

4) 13ème jour

	1	2	3	4
Vrai	❑	❑	❑	❑
Faux	❑	❑	❑	❑

II. A-21 A quel niveau normal s'effectue l'implantation dans l'utérus ?

1) Au niveau du col de l'utérus

2) Dans la partie moyenne de l'utérus

3) A la face postérieure de l'utérus

4) A la face antérieure de l'utérus

	1	2	3	4
Vrai	❑	❑	❑	❑
Faux	❑	❑	❑	❑

II. Q-22 A propos de l'implantation de l'embryon humain :

1) L'implantation n'est possible que dans l'utérus entre le 5ème et le 7ème jour suivant le pic de LH

2) L'implantation est précédée d'une phase de neutralité pendant laquelle l'état de l'utérus permet la survie embryonnaire dans la lumière

3) L'implantation met en jeu des messagers chimiques d'origine embryonnaire agissant sur la muqueuse utérine

4) L'implantation met en jeu des protéines adhésives de la zone pellucide et de l'épithélium utérin qui interagissent

	1	2	3	4
Vrai	❑	❑	❑	❑
Faux	❑	❑	❑	❑

II. A-23 Quels sont les phénomènes concernant le zygote qui s'opposent à la polyspermie ?

1) L'ouverture des granules corticaux

2) L'expulsion du deuxième globule polaire

3) La capacitation des spermatozoïdes

4) La première division cellulaire

5) La présence de la membrane pellucide

	1	2	3	4	5
Vrai	❑	❑	❑	❑	❑
Faux	❑	❑	❑	❑	❑

II. A-24 Quelle est la formule chromosomique d'une môle hydatiforme ?

1) 45, X

2) 46, XX

3) 46, XY

4) 47, XXY

5) 47, XY + 21

	1	2	3	4	5
Vrai	❑	❑	❑	❑	❑
Faux	❑	❑	❑	❑	❑

II. A-25 A quel stade se trouve l'oeuf lorsqu'il atteint la cavité utérine ?

1) Au stade deux blastomères

2) Au stade morula

3) Au stade blastula

4) Au stade gastrula

5) Au stade disque embryonnaire

	1	2	3	4	5
Vrai	❑	❑	❑	❑	❑
Faux	❑	❑	❑	❑	❑

II. A-26 Quels critères sont indispensables à la migration ?

1) Les trompes en bon état

2) La sécrétion abondante de glaire cervicale

3) L'endomètre compétent pour la nidation

4) Les sécrétions hormonales correctes

5) Une bonne qualité de l'oeuf

	1	2	3	4	5
Vrai	❑	❑	❑	❑	❑
Faux	❑	❑	❑	❑	❑

II. A-27 Quelles sont les structures qui déterminent le plan de segmentation de l'oeuf ?

1) Le réticulum endoplasmique

2) La membrane cytoplasmique

3) Les asters

4) L'appareil de Golgi

5) Les globules polaires

	1	2	3	4	5
Vrai	❑	❑	❑	❑	❑
Faux	❑	❑	❑	❑	❑

II. A-28 Où a lieu la décapacitation des spermatozoïdes ?

1) Dans la queue de l'épididyme

2) Dans les canaux éjaculateurs

3) Dans le vagin

4) Dans l'utérus

5) Dans les trompes

	1	2	3	4	5
Vrai	❑	❑	❑	❑	❑
Faux	❑	❑	❑	❑	❑

II. A-29 Où a lieu la capacitation des spermatozoïdes ?

1) Dans la queue de l'épididyme

2) Dans les canaux éjaculateurs

3) Dans le vagin

4) Dans l'utérus

5) Dans les trompes

	1	2	3	4	5
Vrai	❑	❑	❑	❑	❑
Faux	❑	❑	❑	❑	❑

B- Questions à réponses ouvertes et courtes (QROC).

II. B-1 Citer les trois conséquences de la fécondation

II. B-2 Quel est le diamètre de la morula ?

II. B-3 Quel est le devenir du corps jaune en cas de non grossesse ?

II. B-4 Définir la fécondation

II. B-5 Quel est le lieu de la fécondation ?

II. B-6 Quel est le nombre de spermatozoïdes nécessaire à la fécondation ?

II. B-7 Quelle est l'épaisseur de la membrane pellucide ?

II. B-8 Quel est le temps de stockage de l'oeuf dans l'utérus ?

II. B-9 Quelle est l'hormone sécrétée par la thèque interne des follicules ?

II. B-10 Quelles sont les anomalies pouvant survenir lors de la première semaine de développement ?

II. B-11 Quels sont les sièges d'implantation de l'oeuf ?

II. B-12 Quelle est la date de la nidation ?

II. B-13 Quel est le diamètre de l'oeuf fécondé lors de la migration tubaire ?

II. B-14 Quelle est la date de la sécrétion des HCG en cas de fécondation ?

II. B-15 Citer trois méthodes contraceptives masculines

II. B-16 Légender correctement la planche suivante en citant le nom et le nombre de chromosomes de chaque des cellule

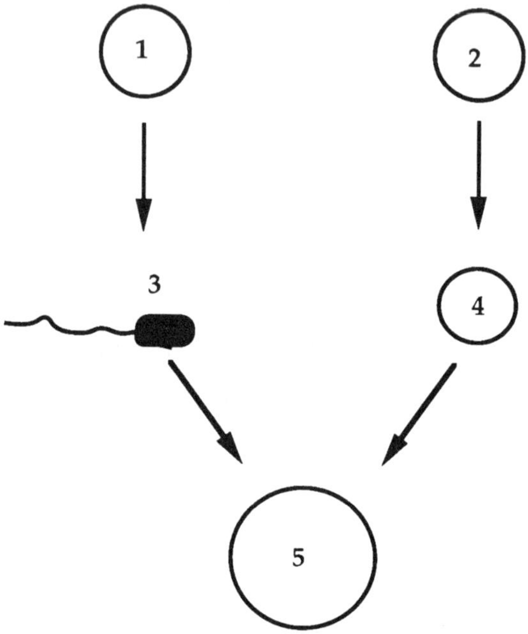

1:
2:
3:
4:
5:

I. B-17 Citer et montrer avec une flèche le lieu de l'implantation normale de l'oeuf fécondé

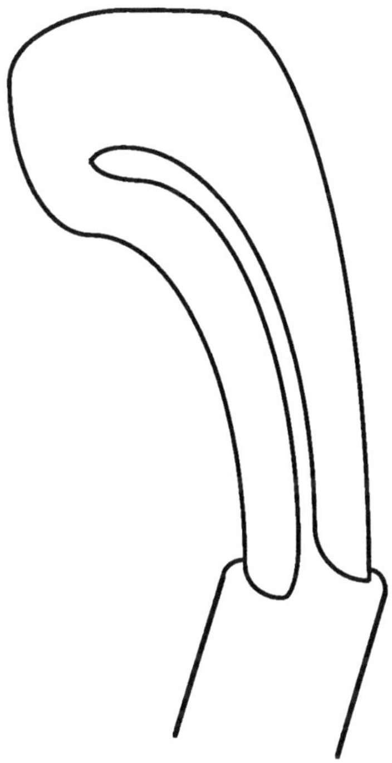

SOLUTIONS

FECONDATION ET NIDATION.

A- Questions à choix multiples (QCM).

II. A-1	1	2	3	4	5
Vrai	☒	☒	☐	☒	☒
Faux	☐	☐	☒	☐	☐

II. A-2	1	2	3	4	5
Vrai	☒	☒	☒	☐	☒
Faux	☐	☐	☐	☒	☐

II. A-3	1	2	3	4	5
Vrai	☒	☒	☐	☐	☒
Faux	☐	☐	☒	☒	☐

II. A-4	1	2	3	4	5
Vrai	☐	☒	☐	☒	☒
Faux	☒	☐	☒	☐	☐

II. A-5	1	2	3	4	5
Vrai	☐	☒	☒	☒	☐
Faux	☒	☐	☐	☐	☒

II. A-6	1	2	3	4	5
Vrai	☐	☒	☐	☐	☒
Faux	☒	☐	☒	☒	☐

II. A-7	1	2	3	4	5
Vrai	☐	☐	☒	☒	☒
Faux	☒	☒	☐	☐	☐

II. A-8	1	2	3	4	5
Vrai	☐	☒	☐	☐	☐
Faux	☒	☐	☒	☒	☒

II. A-9	1	2	3	4	5
Vrai	☒	☐	☐	☐	☐
Faux	☐	☒	☒	☒	☒

II. A-10	1	2	3	4	5
Vrai	☐	☒	☒	☒	☒
Faux	☒	☐	☐	☐	☐

II. A-11	1	2	3	4	5
Vrai	☐	☐	☐	☒	☐
Faux	☒	☒	☒	☐	☒

II. A-12	1	2	3	4	5
Vrai	☐	☐	☒	☐	☐
Faux	☒	☒	☐	☒	☒

II. A-13	1	2	3	4
Vrai	☐	☐	☒	☒
Faux	☒	☒	☐	☐

II. A-14	1	2	3	4	5
Vrai	☐	☐	☐	☐	☒
Faux	☒	☒	☒	☒	☐

II. A-15	1	2	3	4	5
Vrai	☒	☐	☒	☒	☒
Faux	☐	☒	☐	☐	☐

II. A-16	1	2	3	4
Vrai	☒	☐	☐	☐
Faux	☐	☒	☒	☒

II. A-17	1	2	3	4
Vrai	☐	☐	☒	☐
Faux	☒	☒	☐	☒

II. A-18	1	2	3	4
Vrai	☐	☒	☐	☐
Faux	☒	☐	☒	☒

II. A-19	1	2	3	4
Vrai	☐	☒	☒	☒
Faux	☒	☐	☐	☐

II. A-20	1	2	3	4
Vrai	☐	☒	☐	☐
Faux	☒	☐	☒	☒

II. A-21	1	2	3	4
Vrai	☐	☐	☒	☐
Faux	☒	☒	☐	☒

II. A-22	1	2	3	4
Vrai	☐	☒	☐	☒
Faux	☒	☐	☒	☐

II. A-23	1	2	3	4	5
Vrai	☒	☐	☐	☐	☐
Faux	☐	☒	☒	☒	☒

II. A-24	1	2	3	4	5
Vrai	☐	☒	☐	☐	☐
Faux	☒	☐	☒	☒	☒

II. A-25	1	2	3	4	5
Vrai	☐	☒	☐	☐	☐
Faux	☒	☐	☒	☒	☒

II. A-26	1	2	3	4	5
Vrai	☒	☐	☐	☒	☒
Faux	☐	☒	☒	☐	☐

II. A-27	1	2	3	4	5
Vrai	☐	☐	☐	☐	☒
Faux	☒	☒	☒	☒	☐

II. A-28	1	2	3	4	5
Vrai	☒	☐	☐	☐	☐
Faux	☐	☒	☒	☒	☒

II. A-29	1	2	3	4	5
Vrai	☐	☐	☐	☒	☒
Faux	☒	☒	☒	☐	☐

B- Questions à réponses ouvertes et courtes (QROC).

II. B-1 - Reconstitution du nombre diploïde de chromosomes,
- détermination du sexe génétique du zygote,
- initiation de la segmentation

II. B-2 0.5 micron

II. B-3 - Après l'ovulation le corps jaune dure 12 jours,
- en 2 ou 3 mois il devient corpus albicans

II. B-4 C'est la fusion d'un ovule et d'un spermatozoïde

II. B-5 Au 1/3 externe des trompes

II. B-6 300

II. B-7 20 microns

II. B-8 3 jours

II. B-9 Les estrogènes

II. B-10 - Mort de l'oeuf fécondé,
- aberrations chromosomiques,
- jumeaux monozygotes dichoriaux et monochoriaux diamniotiques,
- implantations ectopiques

II. B-11 Face postérieure de l'utérus

II. B-12 6-12ème jour

II. B-13 180 microns

II. B-14 21ème jour

II. B-15 - Le coït interrompu,
- les préservatifs masculins,
- la pilule pour "homme"

II. B-16 1, 2 : Gonocytes mâle et femelle, 46 chromosomes
3, 4 : Spermatozoïde, ovocyte II, 23 chromosomes
5 : Zygote, 46 chromosomes

II. B-17 Face postérieure de l'utérus

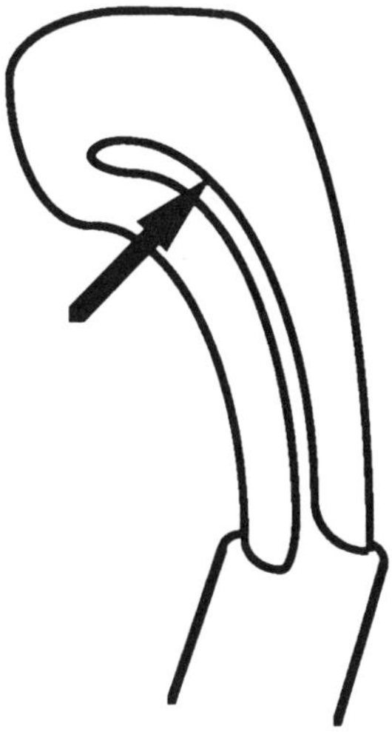

CHAPITRE III

LA GROSSESSE : DE LA CINQUIEME SEMAINE A TERME

A- Questions à choix multiples (QCM).

III. A-1 A propos du foetus de 16 semaines :

1) La surface du cerveau est lisse

2) La peau est kératinisée

3) Les organes génitaux externes sont différenciés

4) Les paupières sont soudées

5) Le poids est de 100 grammes

	1	2	3	4	5
Vrai	❑	❑	❑	❑	❑
Faux	❑	❑	❑	❑	❑

III. A-2 Les avortements spontanés représentent pour les grossesses reconnues :

1) 1%

2) 8%

3) 15%

4) 50%

	1	2	3	4
Vrai	❑	❑	❑	❑
Faux	❑	❑	❑	❑

III. A-3 A quelles opérations recourt-on en cas de problèmes médicaux incompatibles avec la grossesse ?

1) La salpingectomie

2) L'hystérectomie

3) La ligature des trompes

4) La pose d'un stérilet

5) La prescription de la pilule

	1	2	3	4	5
Vrai	❑	❑	❑	❑	❑
Faux	❑	❑	❑	❑	❑

III. A-4 Quelles substances doit-on donner à une femme atteinte de rubéole ?

1) De la rovamycine

2) Des gamma-globulines

3) De la penicilline

4) De la tétracycline

5) Des collibacilles

	1	2	3	4	5
Vrai	❑	❑	❑	❑	❑
Faux	❑	❑	❑	❑	❑

III. A-5 Quand peut-on détecter une grossesse ?

1) Le 14ème jour

2) Le 18ème jour

3) Le 21ème jour

4) Le 30ème jour

	1	2	3	4
Vrai	❑	❑	❑	❑
Faux	❑	❑	❑	❑

III. A-6 Quelles hormones peuvent être dosées dans le sang de la mère pour mettre en évidence la présence d'un embryon 10 jours après la date de la fécondation ?

1) L'oestradiol

2) L'oestriol

3) La progestérone

4) Les β HCG

5) La LH

	1	2	3	4	5
Vrai	❑	❑	❑	❑	❑
Faux	❑	❑	❑	❑	❑

III. A-7 A propos de l'amniocentèse :

1) Elle n'est possible qu'à partir des environs de la 18ème semaine de grossesse

2) Elle permet d'affirmer l'existence ou l'absence d'une anomalie d'origine génique

3) Elle permet de déceler une anomalie d'origine chromosomique

4) Elle permet de pratiquer un caryotype maternel

	1	2	3	4
Vrai	❑	❑	❑	❑
Faux	❑	❑	❑	❑

III. A-8 A propos de l'incompatibilité foeto-maternelle rhésus :

1) Elle peut survenir dès la première grossesse

2) Elle peut survenir si la mère est Rhésus + et le père Rhésus -

3) Elle peut survenir si la mère est Rhésus -

4) Elle peut survenir si la mère est Rhésus + et le père Rhésus +

	1	2	3	4
Vrai	❑	❑	❑	❑
Faux	❑	❑	❑	❑

III. A-9 A propos d'un caryotype normal (46, XX ou 46, XY) :

1) Il permet de prévoir que la descendance sera indemne de toute anomalie chromosomique

2) Il permet de penser que la descendance sera indemne de toute anomalie génique

3) Il permet d'affirmer l'absence de toute anomalie génique

4) Il permet d'affirmer l'absence de toute anomalie chromosomique

	1	2	3	4
Vrai	❑	❑	❑	❑
Faux	❑	❑	❑	❑

III. A-10 Quelles sont les obligations imposées par la loi dans la surveillance d'une grossesse ?

1) La recherche du groupe sanguin avec Rhésus chez le futur père

2) Un seul examen biologique chez la future mère, soit la recherche du groupe sanguin avec Rhésus

3) La déclaration de grossesse doit être faite au cours du 6ème mois

4) Quatre consultations obligatoires, soit, avant le 3ème mois, aux 6ème, 8ème et 9ème mois

	1	2	3	4
Vrai	❑	❑	❑	❑
Faux	❑	❑	❑	❑

III. A-11 A propos du diagnostic biologique de grossesse :

1) Il est fondé sur la présence des hormones stéroïdes

2) Il se fait sur urine

3) Il se fait sur liquide amniotique

4) Il se fait sur sérum

	1	2	3	4
Vrai	❑	❑	❑	❑
Faux	❑	❑	❑	❑

III. A-12 Une femme présente un retard de règles de 3 semaines. A quelques jours d'intervalle, elle effectue deux tests biologiques de grossesse, tous les deux négatifs : Quelles conclusions s'imposent ?

1) La grossesse est trop récente

2) Il peut s'agir d'une grossesse extra-utérine

3) Le test biologique de grossesse n'est fiable qu'à partir de la 10ème semaine

4) Il s'agit d'un trouble du cycle menstruel et non pas d'une grossesse

	1	2	3	4
Vrai	❑	❑	❑	❑
Faux	❑	❑	❑	❑

III. A-13 A propos de la grossesse ampullaire :

1) Elle est la plus fréquente des grossesses extra-utérines

2) Elle s'accompagne d'une réaction de grossesse positive

3) Elle aboutit le plus souvent à une naissance par césarienne à terme ou proche du terme

4) Elle a pratiquement pour conséquence inéluctable une intervention chirurgicale

	1	2	3	4
Vrai	❑	❑	❑	❑
Faux	❑	❑	❑	❑

III. A-14 A propos de la surveillance clinique de la grossesse :

1) Elle doit au minimum faire l'objet de quatre consultations prescrites par la loi

2) Elle comprend des examens biologiques obligatoires

3) Régulièrement effectuée, elle permet de déceler des signes d'anomalie de l'oeuf

4) Elle doit se poursuivre jusqu'au moment du terme

	1	2	3	4
Vrai	❑	❑	❑	❑
Faux	❑	❑	❑	❑

III. A-15 A propos de l'amniocentèse :

1) Elle se pratique généralement à la fin du 4ème mois de grossesse

2) Elle consiste à prélever un fragment d'amnios

3) Elle consiste à recueillir du liquide amniotique

4) Elle permet un bilan biologique complet, chromosomique et génique rapide dans les 24 heures qui suivent le prélèvement

	1	2	3	4
Vrai	❑	❑	❑	❑
Faux	❑	❑	❑	❑

III. A-16 A propos de l'étude du caryotype des cellules recueillies par amniocentèse:

1) Cette étude peut dans le cas d'une mère connue porteuse d'une translocation 15-21 montrer un caryotype foetal normal

2) Elle constitue l'examen primordial dans le cas d'une amniocentèse pratiquée chez une femme de plus de 40 ans

3) Elle permet de diagnostiquer toutes les maladies métaboliques de cause génique

4) Elle permet d'affirmer si un foetus mâle est atteint d'une maladie liée au chromosome X, comme par exemple l'hémophilie

	1	2	3	4
Vrai	❑	❑	❑	❑
Faux	❑	❑	❑	❑

III. A-17 Indiquer les semaines d'aménorrhée limitant la période de prématurité :

1) 26

2) 28

3) 30

4) 35

5) 37

	1	2	3	4	5
Vrai	❑	❑	❑	❑	❑
Faux	❑	❑	❑	❑	❑

III. A-18 Parmi ces glandes, lesquelles dérivent de l'épithélium de l'intestin antérieur ?

1) Les glandes salivaires

2) La thyroïde

3) Le foie

4) Le pancréas

5) Les surrénales

	1	2	3	4	5
Vrai	❑	❑	❑	❑	❑
Faux	❑	❑	❑	❑	❑

III. A-19 Pourquoi vérifie-t-on systématiquement les cotylédons maternels après la délivrance ?

1) Pour s'assurer que le placenta est complet

2) Pour éviter tout risque d'hémorragies ultérieures dans l'utérus

3) Pour voir si l'enfant est à terme

4) Pour s'assurer que les vaisseaux ombilicaux ne sont pas thrombosés

5) Pour compter le nombre de villosités crampons

	1	2	3	4	5
Vrai	❑	❑	❑	❑	❑
Faux	❑	❑	❑	❑	❑

III. A-20 Quel est l'organe qui a une fonction hématopoïétique transitoire ?

1) Le cerveau

2) Le muscle

3) La rate

4) La moëlle osseuse

5) Le foie

	1	2	3	4	5
Vrai	❑	❑	❑	❑	❑
Faux	❑	❑	❑	❑	❑

III. A-21 Quelles sont les hormones dosées dans le sang maternel qui reflètent l'état du foetus ?

1) L'HCG

2) L'HCS

3) La progestérone

4) L'oestriol

5) L'oestrone

	1	2	3	4	5
Vrai	❑	❑	❑	❑	❑
Faux	❑	❑	❑	❑	❑

III. A-22 Pourquoi commence-t-on les vaccinations seulement à trois mois ?

1) Parce qu'avant trois mois l'enfant risquerait de mourir de la vaccination

2) Parce qu'il faut éviter de piquer la peau des nourrissons pour ne pas risquer une infection

3) A cause de l'immaturité de certaines de ses enzymes, le nourrisson ne peut réagir vis à vis d'un vaccin

4) Parce que jusqu'à trois mois, l'enfant est protégé par des immunoglobulines maternelles

5) Pour éviter toutes réactions allergiques

	1	2	3	4	5
Vrai	❑	❑	❑	❑	❑
Faux	❑	❑	❑	❑	❑

III. A-23 A partir de quelle date, en semaines post-ovulatoires, parle-t-on d'accouchement ?

1) 24

2) 26

3) 28

4) 30

5) 32

	1	2	3	4	5
Vrai	❑	❑	❑	❑	❑
Faux	❑	❑	❑	❑	❑

III. A-24 Par quoi est synthétisée l'HCS ?

1) Par l'hypophyse maternelle

2) Par les surrénales

3) Par le syncytiotrophoblaste

4) Par l'amnios

5) Par le corps jaune

	1	2	3	4	5
Vrai	❑	❑	❑	❑	❑
Faux	❑	❑	❑	❑	❑

III. A-25 Combien de fois augmente le volume des cotylédons foetaux entre la 12ème et la 40ème semaine d'aménorrhée ?

1) 5 fois

2) 25 fois

3) 50 fois

4) 250 fois

5) 500 fois

	1	2	3	4	5
Vrai	❑	❑	❑	❑	❑
Faux	❑	❑	❑	❑	❑

III. A-26 Comment se nomment les premières selles du nouveau-né ?

1) Le méconium

2) Le vernix

3) Le surfactant

4) La kératine

5) Le mucus

	1	2	3	4	5
Vrai	❑	❑	❑	❑	❑
Faux	❑	❑	❑	❑	❑

III. A-27 A propos de l'embryon ci-contre :

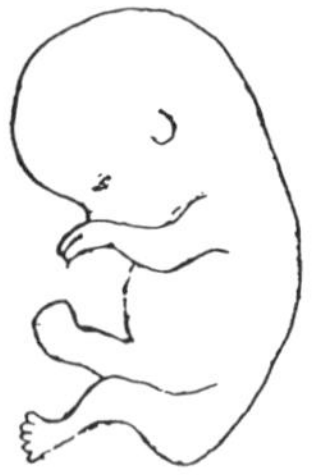

1) Il est âgé de 6 semaines

2) Son cordon ombilical contient 4 artères et 4 veines

3) Son développement ne peut plus, en aucun cas, être altéré par un agent tératogène exogène

4) Il pèse environ 5 grammes

	1	2	3	4
Vrai	❑	❑	❑	❑
Faux	❑	❑	❑	❑

III. A-28 Quelle est la taille du foetus à un mois ?

1) 1.5 mm

2) 4.5 mm

3) 8mm

4) 14 mm

	1	2	3	4
Vrai	❑	❑	❑	❑
Faux	❑	❑	❑	❑

III. A-29 Quelle est la cause la plus fréquente des avortements spontanés ?

1) Les intoxications médicamenteuses

2) L'anencéphalie

3) Les infections virales

4) La toxoplasmose

5) Les anomalies chromosomiques

	1	2	3	4	5
Vrai	❑	❑	❑	❑	❑
Faux	❑	❑	❑	❑	❑

III. A-30 Quel est l'examen qui permet d'établir le caryotype foetal ?

1) La radio

2) Le scanner

3) L'amniocentèse

4) L'échographie

5) Le dosage de l'HCG

	1	2	3	4	5
Vrai	❑	❑	❑	❑	❑
Faux	❑	❑	❑	❑	❑

III. A-31 Quel est le poids du cerveau par rapport au corps du nouveau né ?

1) 1/3 à 1/4

2) 1/7 à 1/10

3) 1/50

4) 1/100

	1	2	3	4
Vrai	❑	❑	❑	❑
Faux	❑	❑	❑	❑

III. A-32 Lesquels de ces exemples peuvent justifier une amniocentèse à 16 semaines ?

1) Une mère de 39 ans

2) Un père de 60 ans

3) Un oncle hémophile

4) Le premier enfant de la famille porteur d'une trisomie 21

	1	2	3	4
Vrai	❑	❑	❑	❑
Faux	❑	❑	❑	❑

III. A-33 A propos de la naissance :

1) Le nouveau-né mesure 50 cm (vertex-coccys)

2) Le cordon ombilical est plus long que le foetus

3) Les reins possèdent leur nombre de néphrons définitif

4) Le placenta pèse 1000 grammes

5) Les poumons sont définitivement constitués

	1	**2**	**3**	**4**	**5**
Vrai	❑	❑	❑	❑	❑
Faux	❑	❑	❑	❑	❑

III. A-34 Quelles hormones permettent la différenciation du foetus dans le sens masculin ou féminin ?

1) La progestérone

2) La testostérone

3) La FSH

4) L'oestradiol

5) L'oestrone

	1	**2**	**3**	**4**	**5**
Vrai	❑	❑	❑	❑	❑
Faux	❑	❑	❑	❑	❑

III. A-35 Quelle est la taille, vertex-talon d'un foetus à 28 semaines d'aménorrhée?

1) 4 à 5 cm

2) 9 à 10 cm

3) 20 à 25 cm

4) 30 à 32 cm

5) 48 à 50 cm

	1	**2**	**3**	**4**	**5**
Vrai	❑	❑	❑	❑	❑
Faux	❑	❑	❑	❑	❑

III. A-36 Quelles formations délimitent les trois portions de l'intestin primitif ?

1) Le foie

2) Le coeur

3) Le canal vitellin

4) L'amnios

5) L'appendice caudal

	1	2	3	4	5
Vrai	❑	❑	❑	❑	❑
Faux	❑	❑	❑	❑	❑

III. A-37 Quel est le nom du produit gras et blanc qui recouvre et protège la peau foetal?

1) Le vernix

2) Le surfactant

3) Le liquide amniotique

4) Le mucus

5) Le méconium

	1	2	3	4	5
Vrai	❑	❑	❑	❑	❑
Faux	❑	❑	❑	❑	❑

III. A-38 Quel est le nom du canal vitellin lorsqu'il ne régresse pas ?

1) Le canal vitellin persistant

2) Le cordon vitellin

3) L'ectopie vitelline

4) L'anse vitelline

5) Le diverticule de Meckel

	1	2	3	4	5
Vrai	❑	❑	❑	❑	❑
Faux	❑	❑	❑	❑	❑

B- Questions à réponses ouvertes et courtes (QROC).

III. B-1 Quel est l'élément induisant la formation du tube neural ?

III. B-2 Quel est le devenir du 1er arc branchial ?

III. B-3 Quelle est la date de la résorption de l'appendice caudal ?

III. B-4 Définir une annexe foetale

III. B-5 Quel est le devenir du tube neural ?

III. B-6 Quel est le devenir de l'intestin antérieur ?

III. B-7 Quels sont le poids et la taille du foetus à la 8ème semaine ?

III. B-8 Quel est le stade qui caractérise la fin de l'embryogénèse ?

III. B-9 Quelle est la date de la mise en place de l'articulation des membres ?

III. B-10 Quelle est la date de la différenciation des organes génitaux externes ?

III. B-11 Quelle est la date de l'ossification ?

III. B-12 Quels sont les tissus précédant l'os ?

III. B-13 Quels sont la longueur vertex-plante des pieds et le poids d'un foetus viable à la fin du 6ème mois de grossesse ?

III. B-14 Quelle est la date de la formation des doigts ?

III. B-15 Quelle est la proportion de la tête par rapport au reste du corps à terme ?

SOLUTIONS

LA GROSSESSE: DE LA CINQUIEME SEMAINE A TERME

A- Questions à choix multiples (QCM).

III. A-1	1	2	3	4	5
Vrai	☒	☐	☒	☒	☒
Faux	☐	☒	☐	☐	☐

III. A-2	1	2	3	4
Vrai	☐	☐	☒	☐
Faux	☒	☒	☐	☒

III. A-3	1	2	3	4	5
Vrai	☐	☐	☒	☐	☐
Faux	☒	☒	☐	☒	☒

III. A-4	1	2	3	4	5
Vrai	☐	☒	☐	☐	☐
Faux	☒	☐	☒	☒	☒

III. A-5	1	2	3	4
Vrai	☒	☐	☐	☐
Faux	☐	☒	☒	☒

III. A-6	1	2	3	4	5
Vrai	☐	☐	☐	☒	☐
Faux	☒	☒	☒	☐	☒

III. A-7	1	2	3	4
Vrai	☒	☒	☒	☐
Faux	☐	☐	☐	☒

III. A-8	1	2	3	4
Vrai	☒	☐	☒	☐
Faux	☐	☒	☐	☒

III. A-9	1	2	3	4
Vrai	☐	☐	☐	☒
Faux	☒	☒	☒	☐

III. A-10	1	2	3	4
Vrai	☐	☐	☐	☒
Faux	☒	☒	☒	☐

III. A-11	1	2	3	4
Vrai	☐	☒	☐	☒
Faux	☒	☐	☒	☐

III. A-12	1	2	3	4
Vrai	☐	☐	☐	☒
Faux	☒	☒	☒	☐

III. A-13	1	2	3	4
Vrai	☒	☒	☐	☒
Faux	☐	☐	☒	☐

III. A-14	1	2	3	4
Vrai	☒	☒	☒	☒
Faux	☐	☐	☐	☐

III. A-15	1	2	3	4
Vrai	☒	☐	☒	☐
Faux	☐	☒	☐	☒

III. A-16	1	2	3	4
Vrai	☒	☒	☐	☐
Faux	☐	☐	☒	☒

III. A-17	1	2	3	4	5
Vrai	☐	☒	☐	☐	☒
Faux	☒	☐	☒	☒	☐

III. A-18	1	2	3	4	5
Vrai	☐	☒	☒	☒	☐
Faux	☒	☐	☐	☐	☒

III. A-19	1	2	3	4	5
Vrai	☒	☒	❑	❑	❑
Faux	❑	❑	☒	☒	☒

III. A-20	1	2	3	4	5
Vrai	❑	❑	❑	❑	☒
Faux	☒	☒	☒	☒	❑

III. A-21	1	2	3	4	5
Vrai	❑	❑	❑	☒	❑
Faux	☒	☒	☒	❑	☒

III. A-22	1	2	3	4	5
Vrai	❑	❑	❑	☒	❑
Faux	☒	☒	☒	❑	☒

III. A-23	1	2	3	4	5
Vrai	❑	❑	☒	❑	❑
Faux	☒	☒	❑	☒	☒

III. A-24	1	2	3	4	5
Vrai	❑	❑	☒	❑	❑
Faux	☒	☒	❑	☒	☒

III. A-25	1	2	3	4	5
Vrai	❑	❑	❑	❑	☒
Faux	☒	☒	☒	☒	❑

III. A-26	1	2	3	4	5
Vrai	☒	❑	❑	❑	❑
Faux	❑	☒	☒	☒	☒

III. A-27	1	2	3	4
Vrai	❑	❑	❑	☒
Faux	☒	☒	☒	❑

III. A-28	1	2	3	4
Vrai	❑	☒	❑	❑
Faux	☒	❑	☒	☒

III. A-29	1	2	3	4	5
Vrai	❑	❑	❑	❑	☒
Faux	☒	☒	☒	☒	❑

III. A-30	1	2	3	4	5
Vrai	❑	❑	☒	❑	❑
Faux	☒	☒	❑	☒	☒

III. A-31	1	2	3	4
Vrai	❑	☒	❑	❑
Faux	☒	❑	☒	☒

III. A-32	1	2	3	4
Vrai	☒	❑	☒	❑
Faux	❑	☒	❑	☒

III. A-33	1	2	3	4	5
Vrai	❑	❑	☒	❑	❑
Faux	☒	☒	❑	☒	☒

III. A-34	1	2	3	4	5
Vrai	❑	☒	❑	❑	❑
Faux	☒	❑	☒	☒	☒

III. A-35	1	2	3	4	5
Vrai	❑	❑	❑	☒	❑
Faux	☒	☒	☒	❑	☒

III. A-36	1	2	3	4	5
Vrai	❑	❑	☒	❑	❑
Faux	☒	☒	❑	☒	☒

III. A-37	1	2	3	4	5
Vrai	☒	❑	❑	❑	❑
Faux	❑	☒	☒	☒	☒

III. A-38	1	2	3	4	5
Vrai	❑	❑	❑	❑	☒
Faux	☒	☒	☒	☒	❑

B- Questions à réponses ouvertes et courtes (QROC).

III. B-1 La chorde

III. B-2 Les machoires supérieure et inférieure

III. B-3 5ème semaine

III. B-4 C'est une structure extra-embryonnaire dérivée du zygote

III. B-5 - 3 vésicules antérieures à la 5ème semaine,
- 5 vésicules antérieures à la 6ème semaine

III. B-6 - Oesophage,
- estomac,
- duodénum,
- ébauche du pancréas et du foie,
- deux ébauches trachéobronchiques,
- ébauches de la thyroïde

III. B-7 - Il pèse 2.5 à 3 grammes
- il mesure environ 30 mm

III. B-8 Stade palettes

III. B-9 6ème semaine

III. B-10 12ème semaine

III. B-11 Fin du 2ème mois

III. B-12 - Tissu mésenchymateux,
- tissu cartilagineux,
- tissu osseux

III. B-13 - 300 mm,
- 600 grammes

III. B-14 $7\text{-}8^{ème}$ semaine

III. B-15 25%

CHAPITRE IV

LE PREMIER MOIS DE DEVELOPPEMENT.

A- Questions à choix multiples (QCM).

IV. A-1 A propos de la chambre inter-villeuse :

1) Elle est ébauchée très tôt, au 13ème, 14ème jour post-ovulatoire

2) Elle est représentée initialement par les lacunes du syncytiotrophoblaste qui se sont remplies de sang foetal

3) Cette chambre correspond à l'espace entre les villosités constituées

4) Elle est alimentée au 21ème jour post-ovulatoire par les artères ombilicales

5) Elle comprend 50 à 60 cm^3 de sang

	1	2	3	4	5
Vrai	❑	❑	❑	❑	❑
Faux	❑	❑	❑	❑	❑

IV. A-2 Au 21ème jour du développement embryonnaire, quels sont les éléments invisibles ?

1) Les vaisseaux sanguins extra-embryonnaires

2) Le canal chordal

3) Les vaisseaux sanguins intra-embryonnaires

4) Le diverticule allantoïdien

5) Le lécithocèle secondaire

	1	2	3	4	5
Vrai	❑	❑	❑	❑	❑
Faux	❑	❑	❑	❑	❑

IV. A-3 Les cellules des ganglions rachidiens, provenant de la segmentation des crêtes neurales, ont un grand pouvoir migrateur. A la formation de quels éléments, participent-elles ?

1) Des mélanocytes

2) Des méninges molles

3) Des éléments de la face

4) Des lymphocytes

5) Des phanères

	1	2	3	4	5
Vrai	❑	❑	❑	❑	❑
Faux	❑	❑	❑	❑	❑

IV. A-4 A la fin de la 2ème semaine du développement embryonnaire, quels sont les éléments invisibles ?

1) La cavité amniotique

2) Le coelome extra-embryonnaire

3) Le coelome intra-embryonnaire

4) Le lécithocèle secondaire

5) Le pédicule embryonnaire

	1	2	3	4	5
Vrai	❑	❑	❑	❑	❑
Faux	❑	❑	❑	❑	❑

IV. A-5 Quels sont les éléments qui interviennent dans la délimitation de l'embryon ?

1) Le système nerveux

2) Le mésoblaste para-axial

3) La cavité amniotique

4) Le septum transversum

5) Le pédicule embryonnaire

	1	2	3	4	5
Vrai	❑	❑	❑	❑	❑
Faux	❑	❑	❑	❑	❑

IV. A-6 A propos de la mise en place du chordomésoblaste :

1) Il y a apparition de la ligne primitive

2) Il y a formation du noeud de Hensen

3) Il y a formation d'un prolongement axial dense

4) Il y a migration latérale du mésoblaste au niveau de la ligne primitive

5) Il n'y a pas de migration du mésoblaste en avant de la membrane pharyngienne

	1	2	3	4	5
Vrai	❑	❑	❑	❑	❑
Faux	❑	❑	❑	❑	❑

IV. A-7 Quel est le devenir du pronéphros ?

1) Le rein définitif

2) Les gonades

3) Les surrénales

4) La graisse péri-rénale

5) La régression

	1	2	3	4	5
Vrai	❑	❑	❑	❑	❑
Faux	❑	❑	❑	❑	❑

IV. A-8 Quel est l'événement contemporain de l'apparition du bourgeon des membres inférieurs ?

1) L'apparition du bourgeon des membres supérieurs

2) L'apparition de l'allantoïde

3) La résorption de la membrane pharyngienne

4) La fermeture du neuropore postérieur

5) Les premiers battements cardiaques

	1	2	3	4	5
Vrai	❑	❑	❑	❑	❑
Faux	❑	❑	❑	❑	❑

IV. A-9 Quel est le nom de la communication qui se transforme au stade du canal chordal entre le lécithocèle et la cavité amniotique ?

1) Le canal amniotique

2) Le canal vitellin

3) La gouttière neurale

4) La ligne primitive

5) Le canal neurentérique

	1	2	3	4	5
Vrai	❑	❑	❑	❑	❑
Faux	❑	❑	❑	❑	❑

IV. A-10 A propos de la morula :

1) Elle correspond au stade 16 cellules

2) Elle possède un seul contingent cellulaire

3) Elle possède la même taille que l'ovotide

4) Elle correspond au stade observé 4 jours après la fécondation

5) Elle correspond au stade d'arrivée dans la cavité utérine

	1	2	3	4	5
Vrai	❑	❑	❑	❑	❑
Faux	❑	❑	❑	❑	❑

IV. A-11 La plaque chordale est constituée du canal et de quels autres éléments ?

1) L'entoblaste

2) Le mésoblaste

3) L'ectoblaste

4) Le mésenchyme intra-embryonnaire

5) Le mésenchyme extra-embryonnaire

	1	2	3	4	5
Vrai	❑	❑	❑	❑	❑
Faux	❑	❑	❑	❑	❑

IV. A-12 A propos de l'embryon âgé de 28 jours :

1) Il possède déjà les ébauches primitives de diverses glandes endocrines

2) Il baigne dans le liquide amniotique

3) Son sexe est identifiable extérieurement

4) Les deux oreillettes cardiaques droite et gauche communiquent par le trou de Botal

	1	2	3	4
Vrai	❑	❑	❑	❑
Faux	❑	❑	❑	❑

IV. A-13 Quel est le principal devenir de l'épiblaste ?

1) L'épithélium respiratoire

2) Le système nerveux

3) La peau

4) Une partie du foie

5) Les dents

	1	2	3	4	5
Vrai	❑	❑	❑	❑	❑
Faux	❑	❑	❑	❑	❑

IV. A-14 Quelles sont les régions de l'embryon où la gastrulation ne se fait pas ?

1) Au niveau de l'ombilic

2) Dans la partie médiane

3) Au niveau de la membrane pharyngienne

4) Au niveau de la membrane cloacale

5) Aux alentours du noeud de Hensen

	1	2	3	4	5
Vrai	❑	❑	❑	❑	❑
Faux	❑	❑	❑	❑	❑

IV. A-15 Quels sont les l'éléments qui marquent le début de la gastrulation ?

1) La formation du lécithocèle primaire

2) L'apparition des ilôts de Wolf et Pander

3) L'apparition de la ligne primitive

4) L'interconnexion des différents réseaux vasculaires de l'embryon

5) Le début de la fermeture de la gouttière neurale

	1	2	3	4	5
Vrai	❑	❑	❑	❑	❑
Faux	❑	❑	❑	❑	❑

IV. A-16 A quelle date en post-ovulatoire compte-t-on 42 à 44 paires de somites ?

1) A la fin de la première semaine

2) Au 20ème jour

3) Au 30ème jour

4) A la fin de la cinquième semaine

5) Au début de la huitième semaine

	1	2	3	4	5
Vrai	❑	❑	❑	❑	❑
Faux	❑	❑	❑	❑	❑

IV. A-17 Quels sont les rôles de la chorde ?

1) Induire le système nerveux

2) Influencer le début de la gastrulation

3) Créer l'axe de symétrie

4) Former le squelette axial de l'embryon

5) Limiter une partie de la cavité amniotique

	1	2	3	4	5
Vrai	❑	❑	❑	❑	❑
Faux	❑	❑	❑	❑	❑

IV. A-18 Quel est le devenir de l'allantoïde dans l'embryon ?

1) Le ligament rond

2) Le ligament de Douglas

3) L'urètre

4) L'ouraque

5) Le canal de Wolff

	1	2	3	4	5
Vrai	❑	❑	❑	❑	❑
Faux	❑	❑	❑	❑	❑

IV. A-19 A propos du mésonéphros :

1) Il dérive des somites

2) Il a une fonction urinaire transitoire

3) Il participe à la formation des gonades

4) Le blastème métanéphrogène compose sa partie antérieure

5) Il ne se segmente pas

	1	2	3	4	5
Vrai	❑	❑	❑	❑	❑
Faux	❑	❑	❑	❑	❑

IV. A-20 A propos des somites :

1) On en compte 30 paires au 30ème jour post-ovulatoire

2) Ils sont constitués de trois parties, dermatome, myotome et sclérotome

3) Ils sont à l'origine du mésonéphros

4) Ils proviennent de la segmentation du mésoblaste para-axial

5) Ils commencent à apparaître au 20ème jour post-ovulatoire

	1	2	3	4	5
Vrai	❑	❑	❑	❑	❑
Faux	❑	❑	❑	❑	❑

IV. A-21 A propos de la neurulation :

1) Elle débute vers le 18ème jour post-ovulatoire

2) La plaque neurale se situe à la partie postérieure de l'embryon

3) La gouttière neurale se forme d'avant en arrière

4) Le tube neural communique par ses deux extrémités avec la cavité amniotique

5) La fermeture du neuropore antérieur s'effectue au 28ème jour post-ovulatoire

	1	2	3	4	5
Vrai	❑	❑	❑	❑	❑
Faux	❑	❑	❑	❑	❑

IV. A-22 Où apparaissent les gonocytes primordiaux ?

1) Autour de l'allantoïde

2) Dans la région cardiaque

3) Au niveau des crêtes neurales

4) Dans les crêtes génitales

5) Dans les somites

	1	2	3	4	5
Vrai	❑	❑	❑	❑	❑
Faux	❑	❑	❑	❑	❑

IV. A-23 Quelles sont les fonctions de l'allantoïde autres que de participer à la formation de la vessie ?

1) Participer à la formation du foie

2) Aider à la formation de la paroi de la veine placentaire

3) Résorber le liquide amniotique

4) Aider au développement des villosités secondaires

5) Jouer un rôle dans la mise en place de la circulation embryo-placentaire

	1	2	3	4	5
Vrai	❑	❑	❑	❑	❑
Faux	❑	❑	❑	❑	❑

IV. A-24 Le rein définitif est formé à partir de la rencontre du bourgeon urétral et de quels autres éléments ?

1) Le pronéphros

2) Le mésonéphros

3) Les crêtes génitales

4) L'allantoïde

5) Le blastème métanéphrogène

	1	2	3	4	5
Vrai	❑	❑	❑	❑	❑
Faux	❑	❑	❑	❑	❑

B- Questions à réponses ouvertes et courtes (QROC).

IV. B-1 Quel est le devenir du mésonéphros ?

IV. B-2 Définir le blastème métanéphrogène

IV. B-3 Quel est le devenir des lames latérales ?

IV. B-4 Quelle est la date de la fermeture du neuropore antérieur ?

IV. B-5 Définir la somatopleure extra-embryonnaire

IV. B-6 Quel est le devenir de la chorde ?

IV. B-7 Définir la gastrulation

IV. B-8 Quelle est la date de la neurulation ?

IV. B-9 De quel tissu dérivent les placodes otiques et optiques ?

IV. B-10 Quelle est la différence morphologique entre l'ectoblaste et le neuroblaste ?

IV. B-11 Quelle est la date de la mise en place du diverticule allantoïdien ?

IV. B-12 Quels sont les éléments impliquant la fermeture de la gouttière neurale ?

IV. B-13 Quel est le devenir de l'ectoblaste en fin de neurulation ?

IV. B-14 Quelle est l'origine des crêtes neurales ?

IV. B-15 Quels sont les dérivés des somites ?

IV. B-16 Quels sont les dérivés du mésoblaste intermédiaire ?

IV. B-17 Quels sont les dérivés du mésoblaste latéral ?

IV. B-18 Quel est le devenir des crêtes neurales ?

IV. B-19 Quel est le rôle de la plaque préchordale ?

IV. B-20 Quelle est la localisation des cellules germinales primitives ?

IV. B-21 Légender correctement la planche suivante

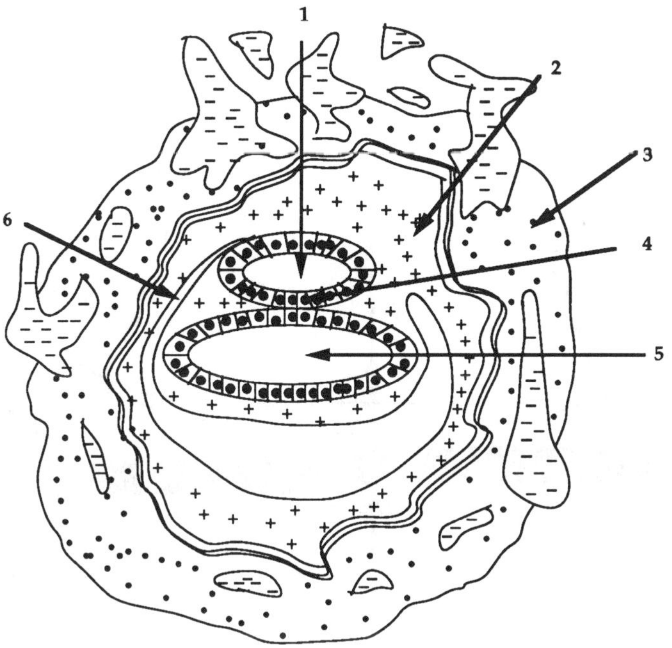

1:
2:
3:

4:
5:
6:

IV. B-22 Légender correctement la planche suivante

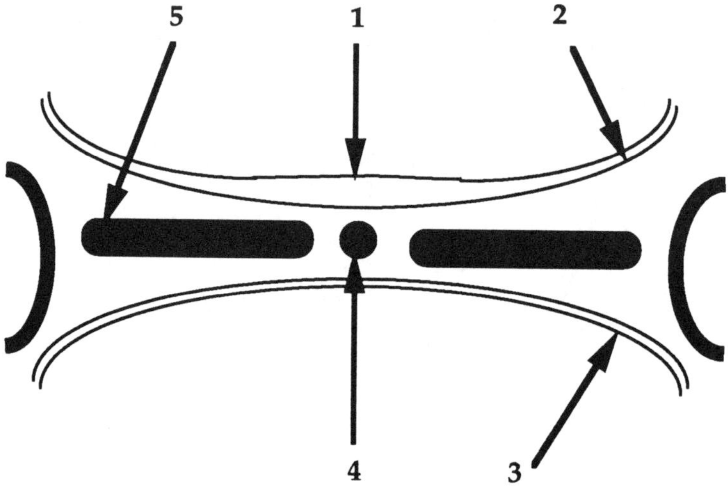

1:
2:
3:
4:
5:

IV. B-23 Légender correctement la planche suivante

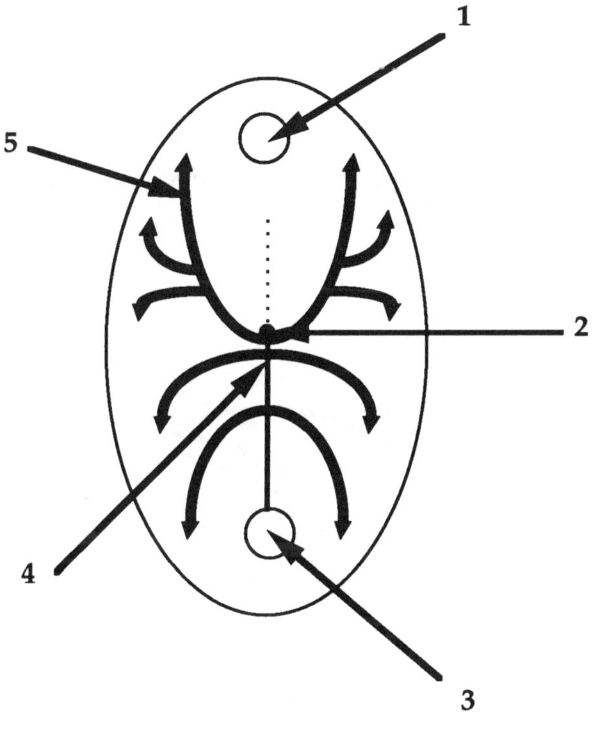

1:
2:
3:
4:
5:

IV. B-24 Légender correctement la planche suivante

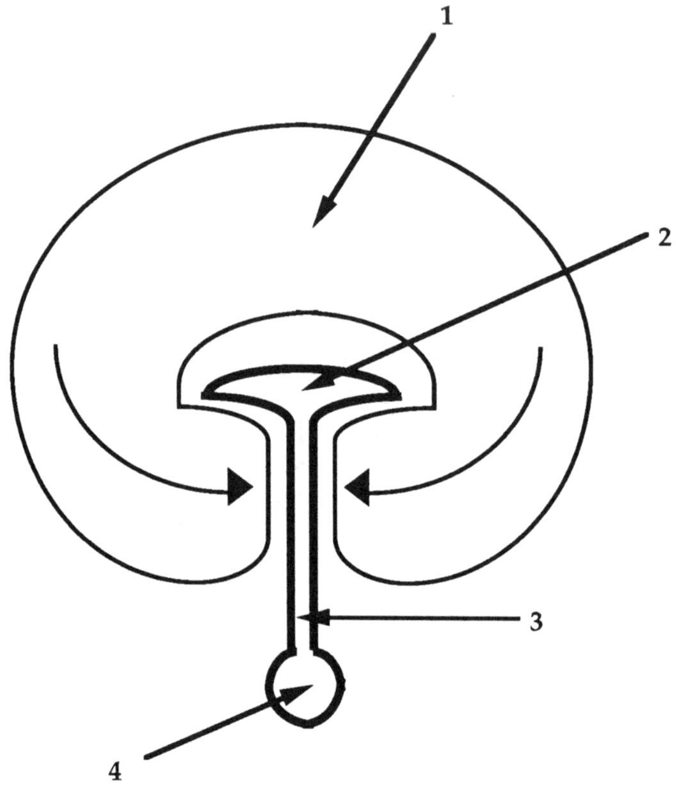

1:
2:
3:
4:

SOLUTIONS

LE PREMIER MOIS DE DEVELOPPEMENT.

A- Questions à choix multiples (QCM).

IV. A-1	1	2	3	4	5
Vrai	☒	☐	☒	☐	☐
Faux	☐	☒	☐	☒	☒

IV. A-2	1	2	3	4	5
Vrai	☒	☐	☒	☒	☒
Faux	☐	☒	☐	☐	☐

IV. A-3	1	2	3	4	5
Vrai	☒	☒	☒	☐	☐
Faux	☐	☐	☐	☒	☒

IV. A-4	1	2	3	4	5
Vrai	☒	☒	☐	☒	☒
Faux	☐	☐	☒	☐	☐

IV. A-5	1	2	3	4	5
Vrai	☒	☒	☒	☒	☒
Faux	☐	☐	☐	☐	☐

IV. A-6	1	2	3	4	5
Vrai	☒	☒	☒	☒	☐
Faux	☐	☐	☐	☐	☒

IV. A-7	1	2	3	4	5
Vrai	☐	☐	☐	☐	☒
Faux	☒	☒	☒	☒	☐

IV. A-8	1	2	3	4	5
Vrai	☐	☐	☐	☒	☐
Faux	☒	☒	☒	☐	☒

IV. A-9	1	2	3	4	5
Vrai	☐	☐	☐	☐	☒
Faux	☒	☒	☒	☒	☐

IV. A-10	1	2	3	4	5
Vrai	☒	☐	☒	☒	☒
Faux	☐	☒	☐	☐	☐

IV. A-11	1	2	3	4	5
Vrai	☒	☐	☐	☐	☐
Faux	☐	☒	☒	☒	☒

IV. A-12	1	2	3	4
Vrai	☒	☒	☐	☐
Faux	☐	☐	☒	☒

IV. A-13	1	2	3	4	5
Vrai	☐	☐	☒	☐	☐
Faux	☒	☒	☐	☒	☒

IV. A-14	1	2	3	4	5
Vrai	☐	☐	☒	☒	☐
Faux	☒	☒	☐	☐	☒

IV. A-15	1	2	3	4	5
Vrai	☐	☐	☒	☐	☐
Faux	☒	☒	☐	☒	☒

IV. A-16	1	2	3	4	5
Vrai	☐	☐	☐	☒	☐
Faux	☒	☒	☒	☐	☒

IV. A-17	1	2	3	4	5
Vrai	☒	☐	☒	☒	☐
Faux	☐	☒	☐	☐	☒

IV. A-18	1	2	3	4	5
Vrai	☐	☐	☐	☒	☐
Faux	☒	☒	☒	☐	☒

IV. A-19	1	2	3	4	5
Vrai	☐	☒	☒	☐	☐
Faux	☒	☐	☐	☒	☒

IV. A-20	1	2	3	4	5
Vrai	☒	☒	☐	☒	☒
Faux	☐	☐	☒	☐	☐

IV. A-21	1	2	3	4	5
Vrai	☒	☐	☐	☒	☐
Faux	☐	☒	☒	☐	☒

IV. A-22	1	2	3	4	5
Vrai	☒	☐	☐	☐	☐
Faux	☐	☒	☒	☒	☒

IV. A-23	1	2	3	4	5
Vrai	☐	☐	☐	☐	☒
Faux	☒	☒	☒	☒	☐

IV. A-24	1	2	3	4	5
Vrai	☐	☐	☐	☐	☒
Faux	☒	☒	☒	☒	☐

B- Questions à réponses ouvertes et courtes (QROC).

IV. B-1 - Le canal de Wolf,

- les organes génitaux (tractus)

IV. B-2 L'ensemble de ce que deviendront les néphrons

IV. B-3 - Les cavités péricardiques,

- les cavités pleurales,

- les cavités péritonéales

IV. B-4 26ème jour

IV. B-5 C'est le mésenchyme entourant les cavités amniotiques

IV. B-6 Elle se transforme en ectoblaste

IV. B-7 C'est la mise en place du 3ème feuillet embryonnaire ou mésoblaste à partir de l'ectoblaste

IV. B-8 Du 19 au 28ème jour

IV. B-9 De l'épiblaste

IV. B-10 L'ectoblaste possède une structure cubo-prismatique et le neuroblaste est prismatique

IV. B-11 16ème jour

IV. B-12 Une forme particulière d'éléments membranaires riches en glucides

IV. B-13 L'épiblaste

IV. B-14 Le neurectoblaste diversifié

IV. B-15 De dehors en dedans : - le dermatome : tissu conjonctif de la peau,

- le myotome : muscle du tronc,

- le sclérotome : vertèbres

IV. B-16 Le cordon néphrogène

IV. B-17 - La somatopleure intra-embryonnaire,

- la splanchnopleure intra-embryonnaire

IV. B-18 - Mélanocytes,

- méninges molles,

- ganglions rachidiens sympathiques et parasympathiques,

- mésenchyme de la face,

- glandes intestinales,

- glandes médullo-surrénales

IV. B-19 Elle induit l'encéphale

IV. B-20 Autour de l'allantoïde

IV. B-21 1 : Cavité amniotique

2 : Pédicule embryonnaire

3 : Syncytiotrophoblaste

4 : Ectoblaste primaire

5 : Lécithocèle secondaire

6 : Coelome extra-embryonnaire

IV. B-22 1 : Plaque neurale

2 : Ectoblaste

3 : Entoblaste

4 : Chorde

5 : Mésoblaste

IV. B-23 1 : Future membrane pharyngienne

2 : Noeud de Hensen

3 : Future membrane cloacale

4 : Ligne primitive

5 : Mésoblaste

IV. B-24 1 : Cavité amniotique

2 : Intestin primitif

3 : Canal vitellin

4 : Vésicule ombilicale

CHAPITRE V

LE PLACENTA.

A- Questions à choix multiples QCM).

V. A-1 A propos du placenta humain :

1) Il sécrète des estrogènes

2) Il ne sécrète d'hormones qu'à partir du 3ème mois de grossesse

2) Il sécrète de la progestérone

4) Il ne sécrète que de l' HCG

	1	**2**	**3**	**4**
Vrai	❑	❑	❑	❑
Faux	❑	❑	❑	❑

V. A-2 Les échanges para-placentaires se font au travers de l'amnios et de quels autres éléments ?

1) La vésicule ombilicale

2) La caduque basale

3) Le cordon ombilical

4) La chambre inter-villeuse

5) Les vaisseaux de la caduque pariétale

	1	**2**	**3**	**4**	**5**
Vrai	❑	❑	❑	❑	❑
Faux	❑	❑	❑	❑	❑

V. A-3 A propos du placenta :

1) Le chorion lisse est constitué d'éléments fibreux entourés d'une substance fibrinoïde

2) Les septas apparaissent entre les 15ème et 24ème semaines

3) Les colonnes cytotrophoblastiques s'organisent dès le 13ème jour

4) Au 16ème jour la couche de Nitabuch apparaît

5) Le placenta est une barrière contre tous les produits nuisibles au développement du foetus

	1	2	3	4	5
Vrai	❑	❑	❑	❑	❑
Faux	❑	❑	❑	❑	❑

V. A-4 En dehors du trophoblaste de quels autres tissus est formé le chorion de l'oeuf ?

1) De l'entoblaste

2) Du mésoblaste

3) De l'ectoblaste

4) Du mésenchyme intra-embryonnaire

5) Du mésenchyme extra-embryonnaire

	1	2	3	4	5
Vrai	❑	❑	❑	❑	❑
Faux	❑	❑	❑	❑	❑

V. A-5 A propos de la poche des eaux :

1) Elle dérive d'une structure apparue au milieu de la 2ème semaine

2) Elle est toujours unique en cas de gémellité homozygote

3) Elle est bordée en dedans par l'amnios

4) Elle contient à terme 5 litres de liquide

	1	2	3	4
Vrai	❑	❑	❑	❑
Faux	❑	❑	❑	❑

V. A-6 A propos des artères uro-placentaires :

1) Elles dérivent des artères spiralées

2) Elles sont envahies par le cytotrophoblaste

3) Elles ont une structure contractile

4) Elles alimentent la chambre inter-villeuse

5) Elles sont au nombre d'une centaine à terme

	1	2	3	4	5
Vrai	❑	❑	❑	❑	❑
Faux	❑	❑	❑	❑	❑

V. A-7 A propos du placenta :

1) La vésicule ombilicale est le premier organe hématopoïétique

2) A 12 semaines la membrane placentaire a une épaisseur de 25 microns

3) La couche de Nitabuch apparaît lors de la régression du syncytiotrophoblaste

4) Les artères spiralées se transforment en artères uro-placentaires

5) Le raccord de la circulation embryonnaire et placentaire est fait au 21ème jour

	1	2	3	4	5
Vrai	❑	❑	❑	❑	❑
Faux	❑	❑	❑	❑	❑

V. A-8 Quels éléments traversent la barrière placentaire ?

1) Le glucose

2) Les anticorps

3) Les virus

4) Certains médicaments

5) Les hématies

	1	2	3	4	5
Vrai	❑	❑	❑	❑	❑
Faux	❑	❑	❑	❑	❑

V. A-9 Quel est le tissu qui limite la chambre inter-villeuse du côté embryonnaire ?

1) La muqueuse utérine

2) Le mésoblaste

3) Le mésenchyme intra-embryonnaire

4) Le syncytiotrophoblaste

5) Les parois des vaisseaux utéro-placentaires

	1	2	3	4	5
Vrai	❑	❑	❑	❑	❑
Faux	❑	❑	❑	❑	❑

V. A-10 Quels tissus trouve-t-on entre le sang foetal et le sang maternel à terme ?

1) L'endothélium capillaire

2) La membrane basale des capillaires

3) Le mésenchyme extra-embryonnaire

4) La membrane trophoblastique

5) Le syncytiotrophoblaste

	1	2	3	4	5
Vrai	❑	❑	❑	❑	❑
Faux	❑	❑	❑	❑	❑

V. A-11 Comment s'appelle l'espace non cloisonné de la chambre inter-villeuse ?

1) Le lac sous-chorial

2) La chambre inter-villeuse libre

3) La chambre vasculaire

4) L'espace supra-septal

5) Le lac basal

	1	2	3	4	5
Vrai	❑	❑	❑	❑	❑
Faux	❑	❑	❑	❑	❑

V. A-12 Quel est l'organe respiratoire du foetus ?

1) Le placenta

2) Le cordon ombilical

3) Les poumons

4) Les branchies

5) La peau

	1	**2**	**3**	**4**	**5**
Vrai	❑	❑	❑	❑	❑
Faux	❑	❑	❑	❑	❑

V. A-13 A propos du placenta :

1) Il sécrète des hormones stéroïdiennes

2) Il est une glande exocrine nécessaire au développement normal de la grossesse

3) Il est discoïde et pseudo-cotylédoné

4) Il ne sécrète pas d'HCG

	1	2	3	4
Vrai	❑	❑	❑	❑
Faux	❑	❑	❑	❑

V. A-14 Combien de fois par minute, le sang de la chambre inter-villeuse, est-il renouvelé ?

1) Environ 1 fois

2) 3 à 4 fois

3) 10 fois

4) 100 fois

5) 1000 fois

	1	**2**	**3**	**4**	**5**
Vrai	❑	❑	❑	❑	❑
Faux	❑	❑	❑	❑	❑

V. A-15 Quelle est la date du raccord entre la circulation embryonnaire et le placenta ?

1) Le 15ème jour

2) Le 18ème jour

3) Le 21ème jour

4) Le 26ème jour

	1	2	3	4
Vrai	❑	❑	❑	❑
Faux	❑	❑	❑	❑

V. A-16 Par quoi est alimentée la chambre inter-villeuse ?

1) Des artères utéro-placentaires

2) Des artères spiralées

3) Des veines utéro-placentaires

4) Des artères ombilicales

	1	2	3	4
Vrai	❑	❑	❑	❑
Faux	❑	❑	❑	❑

V. A-17 Quelle est le nombre des artères alimentant la chambre inter-villeuse ?

1) 50

2) 100

3) 200

4) 500

5) 1000

	1	2	3	4	5
Vrai	❑	❑	❑	❑	❑
Faux	❑	❑	❑	❑	❑

V. A-18 Quel est le rôle du tissu mésenchymateux condensé du cordon ombilical ?

1) Rôle de soutien

2) Rôle nourricier

3) Rôle de protection

4) Rôle de sécrétion

	1	2	3	4
Vrai	❑	❑	❑	❑
Faux	❑	❑	❑	❑

V. A-19 Que deviennent les artères ombilicales après la première ramification ?

1) Les artères allantochoriales

2) Les artères tronculaires

3) Le réseau capillaire

4) Les artères placentaires

	1	2	3	4
Vrai	❑	❑	❑	❑
Faux	❑	❑	❑	❑

V. A-20 Quand les villosités choriales de la caduque réfléchie ne sont-elles plus irriguées ?

1) Entre les 4ème et 6ème semaines

2) Entre les 6ème et 8ème semaines

3) A la fin du 2ème mois

4) A la fin du 3ème mois

	1	2	3	4
Vrai	❑	❑	❑	❑
Faux	❑	❑	❑	❑

V. A-21 Quelle est la localisation du chorion lisse ?

1) En regard de la caduque réfléchie

2) Dans la caduque basillaire

3) En regard de la caduque pariétale

4) En regard de la caduque ovulaire

	1	2	3	4
Vrai	❑	❑	❑	❑
Faux	❑	❑	❑	❑

V. A-22 Quels sont les éléments non visibles au niveau de la face foetale du placenta ?

1) L'amnios

2) Le vestige de l'allantoïde

3) Le vestige de la vésicule ombilicale

3) Les vaisseaux allantochoriaux

5) Le cordon ombilical

	1	2	3	4	5
Vrai	❑	❑	❑	❑	❑
Faux	❑	❑	❑	❑	❑

V. A-23 Quels sont les éléments qui ne sont pas des annexes embryonnaires ?

1) L'amnios

2) La vésicule ombilicale

3) Le blastème métanéphrogène

4) L'allantoïde

5) Le chorion de l'oeuf

	1	2	3	4	5
Vrai	❑	❑	❑	❑	❑
Faux	❑	❑	❑	❑	❑

V. A-24 Quel est le volume d'eau échangé dans le placenta pendant une heure ?

1) 1 litres

2) 3.5 litres

3) 8 litres

4) 10.5 litres

	1	2	3	4
Vrai	❑	❑	❑	❑
Faux	❑	❑	❑	❑

V. A-25 Au niveau de quelles villosités se font les échanges entre les sang foetaux et maternels ?

1) Les villosités primaires

2) Les villosités secondaires

3) Les villosités tertiaires

4) Les villosités crampons

5) Les villosités terminales

	1	2	3	4	5
Vrai	❑	❑	❑	❑	❑
Faux	❑	❑	❑	❑	❑

V. A-26 Parmi les tissus et formations visibles sur une coupe de cordon embryonnaire avant la fin du quatrième mois, lesquels ne le sont plus après cette date ?

1) L'épithélium cubique de l'amnios

2) Le mésenchyme extra-embryonnaire

3) Les deux artères ombilicales

4) La veine ombilicale

5) Le canal vitellin

	1	2	3	4	5
Vrai	❑	❑	❑	❑	❑
Faux	❑	❑	❑	❑	❑

V. A-27 A partir de quoi sont formés les septas ?

1) La caduque basale

2) La caduque ovulaire

3) La couche de Nitabüch

4) Le cordon ombilical

5) L'allantoïde

	1	2	3	4	5
Vrai	❑	❑	❑	❑	❑
Faux	❑	❑	❑	❑	❑

V. A-28 A propos des artères ombilicales :

1) Elles naissent de l'aorte dorsale impaire et médiane

2) Elles débouchent à plein canal dans les chambres inter-villeuses

3) Elles dérivent des 2 artères vitellines

4) Elles s'obturent à la naissance par contraction de leur tunique musculaire

	1	2	3	4
Vrai	❑	❑	❑	❑
Faux	❑	❑	❑	❑

V. A-29 A propos du placenta :

1) Le placenta est un organe endocrine complet

2) L'HCG est à la base des réactions immunologiques de la grossesse

3) L'oestradiol est spécifique de l'activité placentaire

4) La progestérone transforme le corps jaune périodique en gravidique

5) La môle hydatiforme se caractérise par l'absence d'HCG

	1	2	3	4	5
Vrai	❑	❑	❑	❑	❑
Faux	❑	❑	❑	❑	❑

V. A-30 Quels sont les formations qui permettent de reconnaître la face foetale du placenta ?

1) Les cotylédons maternels

2) Le cordon ombilical

3) Les septas

4) Les vaisseaux utéro-placentaires

5) Les lobules placentaires

	1	2	3	4	5
Vrai	❑	❑	❑	❑	❑
Faux	❑	❑	❑	❑	❑

V. A-31 A propos de la chambre sanguine du placenta :

1) Elle résulte de la fusion des lacs sanguins primitifs

2) Elle a un volume d'environ 150 ml

3) Elle est occupée par le sang foetal

4) Elle est totalement bordée par le syncytiotrophoblaste

	1	2	3	4
Vrai	❑	❑	❑	❑
Faux	❑	❑	❑	❑

V. A-32 Comment appelle-t-on les cloisons qui divisent partiellement le placenta ?

1) Les vaisseaux placentaires

2) Les villosités crampons

3) Les villosités terminales

4) Les septas

5) Les membranes libres

	1	2	3	4	5
Vrai	❑	❑	❑	❑	❑
Faux	❑	❑	❑	❑	❑

V. A-33 Quels éléments peuvent traverser le placenta au troisième trimestre de la gestation ?

1) Les parasites

2) L'eau

3) Les gaz

4) Les médicaments

5) Les vitamines

	1	2	3	4	5
Vrai	❑	❑	❑	❑	❑
Faux	❑	❑	❑	❑	❑

V. A-34 Quel est le poids du placenta à la 16ème semaine ?

1) 50 grammes

2) 100 grammes

3) 500 grammes

4) 1000 grammes

	1	2	3	4
Vrai	❑	❑	❑	❑
Faux	❑	❑	❑	❑

V. A-35 A propos du foetus et de son placenta :

1) A la 12ème semaine, le foetus pèse moins que le placenta

2) Lorsque foetus et placenta ont le même poids, celui-ci est de 300 grammes

3) A la 28ème semaine, le rapport poids du foetus sur poids du placenta est égal à 4

4) A la naissance, le foetus pèse 3200 à 3500 grammes

5) A terme, le placenta pèse 500 à 600 grammes

	1	2	3	4	5
Vrai	❑	❑	❑	❑	❑
Faux	❑	❑	❑	❑	❑

V. A-36 Quelles sont les hormones sécrétées par l'unité foeto-placentaire, dont le taux baisse à partir de la 12ème semaine de gestation ?

1) L'oestriol

2) L'HCG

3) L'HCS

4) L'oestrone

5) La progestérone

	1	2	3	4	5
Vrai	❑	❑	❑	❑	❑
Faux	❑	❑	❑	❑	❑

V. A-37 A propos du placenta :

1) Le sang part de l'embryon par deux veines ombilicales

2) Les ilôts vasculaires apparaissent au 18ème jour dans le mésenchyme

3) La gelée de Wharton contient de nombreux adipocytes

4) L'invasion par les éléments syncytiotrophoblastiques des artères spiralées donne les artères utéro-placentaires

5) Les villosités choriales ne régressent que dans la caduque pariétale

	1	2	3	4	5
Vrai	❑	❑	❑	❑	❑
Faux	❑	❑	❑	❑	❑

V. A-38 Quelle est la pression des artères utéro-placentaires ?

1) 7 à 8 mm Hg

2) 10 à 30 mm Hg

3) 70 à 80 mm Hg

4) 120 à 200 mm Hg

	1	2	3	4
Vrai	❑	❑	❑	❑
Faux	❑	❑	❑	❑

V. A-39 Quelle est la proportion de la tête par rapport au tronc à la 10ème semaine?

1) 1/5

2) 1/4

3) 1/3

4) 1/2

	1	2	3	4
Vrai	❑	❑	❑	❑
Faux	❑	❑	❑	❑

V. A-40 Quel genre de placenta donne la division d'un oeuf au stade morula non implanté ?

1) Monochorial monoamniotique

2) Monochorial diamniotique

3) Dichorial diamniotique

4) Dichorial monoamniotique

	1	2	3	4
Vrai	❑	❑	❑	❑
Faux	❑	❑	❑	❑

V. A-41 Le placenta est formé du chorion de l'oeuf et de quels autres éléments ?

1) Des capillaires

2) Du mésenchyme extra-embryonnaire

3) Du mésoblaste

4) De l'endomètre

5) D'un épithélium malpighien non kératinisé

	1	2	3	4	5
Vrai	❑	❑	❑	❑	❑
Faux	❑	❑	❑	❑	❑

V. A-42 La séparation d'un oeuf se faisant entre le 7ème et le 13ème jour, les placentas sont :

1) Monochoriaux diamniotiques

2) Monochoriaux monoamniotiques

3) Dichoriaux diamniotiques

4) Dichoriaux monoamniotiques

	1	2	3	4
Vrai	❑	❑	❑	❑
Faux	❑	❑	❑	❑

V. A-43 A propos de la chambre inter-villeuse du placenta :

1) C'est un espace limité par le syncytiotrophoblaste

2) C'est un espace extensif au cours de la gestation

3) C'est un espace estimé à 250 microns à terme

4) Il y a drainage par les veines utéro-placentaires

5) Il y a renouvellement du sang toutes les heures

	1	2	3	4	5
Vrai	❑	❑	❑	❑	❑
Faux	❑	❑	❑	❑	❑

V. A-44 A propos de l'implantation des villosités crampons ?

1) Elles sont à la face foetale du placenta

2) Elles sont sur la plaque basale

3) Elles sont sur les septas

4) Elles sont dans la muqueuse maternelle

	1	2	3	4
Vrai	❑	❑	❑	❑
Faux	❑	❑	❑	❑

V. A-45 Quel est le volume d'augmentation des cotylédons foetaux entre la 12ème et la 40ème semaine ?

1) 20 fois

2) 50 fois

3) 100 fois

4) 500 fois

	1	2	3	4
Vrai	❑	❑	❑	❑
Faux	❑	❑	❑	❑

V. A-46 Quelles sont les synthèses du placenta pendant sa fonction métabolique ?

1) Synthèse de glucose

2) Synthèse de galactose

3) Synthèse de cholestérol

4) Synthèse d'acides gras

	1	2	3	4
Vrai	❑	❑	❑	❑
Faux	❑	❑	❑	❑

V. A-47 Quelles sont les caractéristisques du placenta des jumeaux quand la division se fait entre le 7ème et le 13ème jour ?

1) Monochorial monoamniotique

2) Dichorial diamniotique

3) Monochorial diamniotique

4) Dichorial monoamniotique

	1	2	3	4
Vrai	❑	❑	❑	❑
Faux	❑	❑	❑	❑

B- Questions à réponses ouvertes et courtes (QROC).

V. B-1 Définir les villosités crampons

V. B-2 Quelles sont les hormones sécrétées par le placenta ?

V. B-3 Définir le lobule placentaire

V. B-4 Quel est le lieu de dégradation des protéines maternelles ?

V. B-5 Quelles est la fonction métabolique du placenta ?

V. B-6 Quelles sont les substances qui diffusent à travers la barrière placentaire ?

V. B-7 Quelle est l'épaisseur de la membrane placentaire à terme ?

V. B-8 Quel est le volume du liquide amniotique à terme ?

V. B-9 Quelle est la couche tissulaire en contact avec le sang maternel dans la chambre inter-villeuse ?

V. B-10 Quelle est la quantité de sang contenu dans la chambre inter-villeuse ?

V. B-11 Quelle est l'hormone permettant la transformation déciduale ?

V. B-12 Quelle est la pression dans les artères utéro-placentaires ?

V. B-13 Quel est le poids du placenta à terme ?

V. B-14 Définir les vaisseaux du placenta

V. B-15 Citer une hormone placentaire qui n'a pas d'effets trophiques sur le foetus

SOLUTIONS

LE PLACENTA.

A- Questions à choix multiples QCM).

V. A-1	1	2	3	4
Vrai	☒	☐	☒	☐
Faux	☐	☒	☐	☒

V. A-2	1	2	3	4	5
Vrai	☐	☐	☐	☐	☒
Faux	☒	☒	☒	☒	☐

V. A-3	1	2	3	4	5
Vrai	☒	☒	☒	☒	☐
Faux	☐	☐	☐	☐	☒

V. A-4	1	2	3	4	5
Vrai	☐	☐	☐	☐	☒
Faux	☒	☒	☒	☒	☐

V. A-5	1	2	3	4
Vrai	☒	☐	☒	☐
Faux	☐	☒	☐	☒

V. A-6	1	2	3	4	5
Vrai	☒	☒	☐	☒	☒
Faux	☐	☐	☒	☐	☐

V. A-7	1	2	3	4	5
Vrai	☒	☒	☐	☒	☒
Faux	☐	☐	☒	☐	☐

V. A-8	1	2	3	4	5
Vrai	☒	☒	☒	☒	☒
Faux	☐	☐	☐	☐	☐

V. A-9	1	2	3	4	5
Vrai	☐	☐	☐	☒	☐
Faux	☒	☒	☒	☐	☒

V. A-10	1	2	3	4	5
Vrai	☒	☒	☐	☒	☒
Faux	☐	☐	☒	☐	☐

V. A-11	1	2	3	4	5
Vrai	☒	☐	☐	☐	☐
Faux	☐	☒	☒	☒	☒

V. A-12	1	2	3	4	5
Vrai	☒	☐	☐	☐	☐
Faux	☐	☒	☒	☒	☒

V. A-13	1	2	3	4
Vrai	☒	☐	☒	☐
Faux	☐	☒	☐	☒

V. A-14	1	2	3	4	5
Vrai	☐	☒	☐	☐	☐
Faux	☒	☐	☒	☒	☒

V. A-15	1	2	3	4
Vrai	☐	☐	☒	☐
Faux	☒	☒	☐	☒

V. A-16	1	2	3	4
Vrai	☒	☒	☒	☒
Faux	☐	☐	☐	☐

V. A-17	1	2	3	4	5
Vrai	☐	☒	☐	☐	☐
Faux	☒	☐	☒	☒	☒

V. A-18	1	2	3	4
Vrai	☒	☐	☒	☐
Faux	☐	☒	☐	☒

V. A-19	1	2	3	4
Vrai	☒	☐	☐	☐
Faux	☐	☒	☒	☒

V. A-20	1	2	3	4
Vrai	☐	☐	☒	☐
Faux	☒	☒	☐	☒

V. A-21	1	2	3	4
Vrai	☒	☐	☐	☒
Faux	☐	☒	☒	☐

V. A-22	1	2	3	4	5
Vrai	☒	☐	☒	☒	☒
Faux	☐	☒	☐	☐	☐

V. A-23	1	2	3	4	5
Vrai	☐	☐	☒	☐	☐
Faux	☒	☒	☐	☒	☒

V. A-24	1	2	3	4
Vrai	☐	☒	☐	☐
Faux	☒	☐	☒	☒

V. A-25	1	2	3	4	5
Vrai	☐	☐	☐	☐	☒
Faux	☒	☒	☒	☒	☐

V. A-26	1	2	3	4	5
Vrai	☐	☐	☐	☐	☒
Faux	☒	☒	☒	☒	☐

V. A-27	1	2	3	4	5
Vrai	☒	☐	☐	☐	☐
Faux	☐	☒	☒	☒	☒

V. A-28	1	2	3	4
Vrai	☐	☐	☐	☒
Faux	☒	☒	☒	☐

V. A-29	1	2	3	4	5
Vrai	☐	☒	☐	☐	☐
Faux	☒	☐	☒	☒	☒

V. A-30	1	2	3	4	5
Vrai	☐	☒	☐	☐	☐
Faux	☒	☐	☒	☒	☒

V. A-31	1	2	3	4
Vrai	☒	☒	☐	☒
Faux	☐	☐	☒	☐

V. A-32	1	2	3	4	5
Vrai	☐	☐	☐	☒	☐
Faux	☒	☒	☒	☐	☒

V. A-33	1	2	3	4	5
Vrai	☒	☒	☒	☒	☒
Faux	☐	☐	☐	☐	☐

V. A-34	1	2	3	4
Vrai	☐	☒	☐	☐
Faux	☒	☐	☒	☒

V. A-35	1	2	3	4	5
Vrai	☒	☐	☒	☒	☒
Faux	☐	☒	☐	☐	☐

V. A-36	1	2	3	4	5
Vrai	☐	☒	☐	☐	☐
Faux	☒	☐	☒	☒	☒

V. A-37	1	2	3	4	5
Vrai	☐	☒	☐	☐	☐
Faux	☒	☐	☒	☒	☒

V. A-38	1	2	3	4
Vrai	☐	☐	☒	☐
Faux	☒	☒	☐	☒

V. A-39	1	2	3	4
Vrai	☐	☐	☐	☒
Faux	☒	☒	☒	☐

V. A-40	1	2	3	4
Vrai	☐	☒	☐	☐
Faux	☒	☐	☒	☒

V. A-41	1	2	3	4	5
Vrai	☐	☐	☐	☒	☐
Faux	☒	☒	☒	☐	☒

V. A-42	1	2	3	4
Vrai	☐	☒	☐	☐
Faux	☒	☐	☒	☒

V. A-43	1	2	3	4	5
Vrai	☒	☒	☒	☒	☐
Faux	☐	☐	☐	☐	☒

V. A-44	1	2	3	4
Vrai	☐	☒	☐	☒
Faux	☒	☐	☒	☐

V. A-45	1	2	3	4
Vrai	☐	☐	☐	☒
Faux	☒	☒	☒	☐

V. A-46	1	2	3	4
Vrai	☒	☐	☒	☒
Faux	☐	☒	☐	☐

V. A-47	1	2	3	4
Vrai	☒	☐	☐	☐
Faux	☐	☒	☒	☒

B- Questions à réponses ouvertes et courtes (QROC).

V. B-1 Ce sont des villosités tertiaires qui s'implantent dans la muqueuse utérine

V. B-2 - Estrogène,
- progestérone,
- HCG,
- HCS

V. B-3 C'est l'ensemble des ramifications d'un tronc villositaire primaire

V. B-4 Dans le syncytiotrophoblaste

V. B-5 - Synthèse de glycogène,
- synthèse de cholestérol,
- synthèse d'acides gras

V. B-6 - O_2,
- CO_2,
- eau,
- vitamines,
- hormones,
- agents infectieux,
- acides aminés

V. B-7 2 microns

V. B-8 175 ml

V. B-9 Le syncytiotrophoblaste

V. B-10 150 à 200 ml

V. B-11 La progestérone

V. B-12 70 à 80 mmHg

V. B-13 500 à 600 grammes

V. B-14 Les vaisseaux allantochoriaux parcourent la face foetale du placenta et donnent les vaisseaux tronculaires pour chaque tronc villositaire

V. B-15 L'HCS

CHAPITRE VI

LES JUMEAUX.

A- Questions à choix multiples (QCM).

VI. A-1 La fréquence de gémellité est de :

1) 1% des naissances

2) 1/80 des grossesses

3) 10% des naissances

4) 1% des grossesses

	1	2	3	4
Vrai	❑	❑	❑	❑
Faux	❑	❑	❑	❑

VI. A-2 Dans le cas de jumeaux dizygotes (faux jumeaux) :

1) Il s'agit de 2 garçons, et si l'un est daltonien, l'autre l'est nécessairement

2) Les groupes sanguins sont nécessairement identiques

3) Les placentas sont le plus souvent fusionnés en un seul

4) L'un des jumeaux peut présenter une anomalie chromosomique, qui n'atteint pas l'autre

	1	2	3	4
Vrai	❑	❑	❑	❑
Faux	❑	❑	❑	❑

VI. A-3 Quel est le taux des jumeaux dont l'oeuf s'est séparé au stade II par rapport aux vrais jumeaux ?

1) 1/10

2) 1/4

3) 1/3

4) 1/2

5) 3/4

	1	2	3	4	5
Vrai	❑	❑	❑	❑	❑
Faux	❑	❑	❑	❑	❑

VI. A-4 A propos des jumeaux :

1) Les jumeaux dizygotes présentent un risque élevé de donner des monstres doubles type "frères siamois"

2) Tous les jumeaux monozygotes ont un placenta unique et commun

3) Un même disque embryonnaire didermique est capable de donner 2 jumeaux

4) Pour obtenir 2 jumeaux dizygotes l'intervention de 2 spermatozoïdes est nécessaire

5) On attribue la formation d'un "monstre acardiaque" à la fusion des cordons ombilicaux de 2 embryons monochoriaux monoamniotiques

	1	2	3	4	5
Vrai	❑	❑	❑	❑	❑
Faux	❑	❑	❑	❑	❑

VI. A-5 Lorsque l'on rencontre un placenta dichorial diamniotique, il s'agit :

1) Obligatoirement de faux jumeaux

2) Parfois de vrais jumeaux dont l'oeuf s'est séparé au stade II blastocytes

3) De vrais jumeaux dont l'oeuf s'est séparé au stade bouton embryonnaire

4) De vrais jumeaux dont l'oeuf s'est séparé au stade de disque embryonnaire

5) De triplés

	1	2	3	4	5
Vrai	❑	❑	❑	❑	❑
Faux	❑	❑	❑	❑	❑

VI. A-6 Madame X met au monde 2 garçons jumeaux. Il y a deux placentas, deux poches des eaux. Peut-on penser :

1) Qu'ils peuvent être de vrais jumeaux

2) Qu'ils peuvent être de faux jumeaux

3) Que si ce sont de vrais jumeaux, ils se sont séparés au stade des deux premiers blastomères

4) Qu'ils sont forcément de faux jumeaux

	1	2	3	4
Vrai	❑	❑	❑	❑
Faux	❑	❑	❑	❑

VI. A-7 Quel est le nombre d'ovules et de spermatozoïdes entrant en jeu pour obtenir de faux jumeaux ?

1) Un ovule

2) Deux ovules

3) Pas de spermatozoïde

4) Un spermatozoïde

5) Deux spermatozoïdes

	1	2	3	4	5
Vrai	❑	❑	❑	❑	❑
Faux	❑	❑	❑	❑	❑

VI. A-8 Quels sont les facteurs étiologiques qui sont à l'origine des faux jumeaux ?

1) Les facteurs familiaux

2) L'âge maternel

3) L'âge paternel

4) Le climat

5) Les inducteurs de l'ovulation

	1	2	3	4	5
Vrai	❑	❑	❑	❑	❑
Faux	❑	❑	❑	❑	❑

VI. A-9 A propos des jumeaux hétérozygotes :

1) Ils représentent 2/3 de l'ensemble des jumeaux

2) Ils sont toujours de sexe différent

3) Ils ont toujours des placentas dichoriaux

4) Ils ont toujours des placentas diamniotiques

5) Ils peuvent avoir des placentas accolés

	1	2	3	4	5
Vrai	❑	❑	❑	❑	❑
Faux	❑	❑	❑	❑	❑

VI. A-10 Lorsque deux embryons sont présents dans une seule et même cavité amniotique :

1) Ils proviennent nécessairement de deux ovocytes qui se sont développés dans un seul et même follicule ovarien

2) Ils possèdent deux placentas distincts

3) Un des deux embryons court le risque de devenir un "monstre acardiaque"

4) Il existe un risque de naissance d'un "monstre double"

5) Les jumeaux sont de même sexe

	1	2	3	4	5
Vrai	❑	❑	❑	❑	❑
Faux	❑	❑	❑	❑	❑

B- Questions à réponses ouvertes et courtes (QROC).

VI. B-1 A quel type de gémellité correspond un placenta monochorial diamniotique ?

VI. B-2 Quels sont les stades auxquels peuvent se produire des jumeaux monozygotes ?

VI. B-3 Quels sont les facteurs étiologiques de gémellité ?

VI. B-4 Quels sont les pourcentages de vrais et de faux jumeaux ?

VI. B-5 Quelles sont les causes de faux jumeaux ?

VI. B-6 Citer un diagnostic pour déceler les vrais et les faux jumeaux

VI. B-7 Quel est le pourcentage des triplés ?

VI. B-8 Citer deux synonymes du terme de "vrais jumeaux"

VI. B-9 Citer deux synonymes du terme de "faux jumeaux"

VI. B-10 Quel est le pourcentage de quadruplés ?

SOLUTIONS

LES JUMEAUX.

A- Questions à choix multiples (QCM).

VI. A-1	1	2	3	4
Vrai	☒	☒	☐	☐
Faux	☐	☐	☒	☒

VI. A-2	1	2	3	4
Vrai	☐	☐	☐	☒
Faux	☒	☒	☒	☐

VI. A-3	1	2	3	4	5
Vrai	☐	☐	☒	☐	☐
Faux	☒	☒	☐	☒	☒

VI. A-4	1	2	3	4	5
Vrai	☐	☐	☒	☒	☒
Faux	☒	☒	☐	☐	☐

VI. A-5	1	2	3	4	5
Vrai	☐	☒	☐	☐	☐
Faux	☒	☐	☒	☒	☒

VI. A-6	1	2	3	4
Vrai	☒	☒	☒	☐
Faux	☐	☐	☐	☒

VI. A-7	1	2	3	4	5
Vrai	☐	☒	☐	☐	☒
Faux	☒	☐	☒	☒	☐

VI. A-8	1	2	3	4	5
Vrai	☒	☒	☐	☐	☒
Faux	☐	☐	☒	☒	☐

VI. A-9	1	2	3	4	5
Vrai	☒	☐	☒	☒	☒
Faux	☐	☒	☐	☐	☐

VI. A-10	1	2	3	4	5
Vrai	☐	☐	☒	☒	☒
Faux	☒	☒	☐	☐	☐

B- Questions à réponses ouvertes et courtes (QROC).

VI. B-1 Une gémellité vraie

VI. B-2 - Stade deux blastomères,
- stade bouton embryonnaire,
- stade disque embryonnaire

VI. B-3 - Facteur génétique,
- facteur hormonal

VI. B-4 - 1/80 des naissances : - 1/3 vrais jumeaux,
- 2/3 faux jumeaux

VI. B-5 Les faux jumeaux résultent de la double fécondation de deux ovules par deux spermatozoïdes. Les causes en sont : - le facteur familial,
- le facteur héréditaire,
- l'âge de la mère,
- une dérégulation de la sécrétion hormonale

VI. B-6 - Le sexe,
- l'examen du placenta et des annexes lors de la naissance,
- l'examen des ressemblances physiques,
- l'étude biologique,
- le test d'histocompatibilité

VI. B-7 1 pour 6500 naissances

VI. B-8 - Jumeaux monozygotes,
- jumeaux uni-ovulaires

VI. B-9 - Jumeaux dizygotes,
- jumeaux bi-ovulaires

VI. B-10 1 pour 500.000 naissances

CHAPITRE VII

LES MALFORMATIONS.

A- Questions à choix multiples (QCM).

VII. A-1 A propos des malformations congénitales en général :

1) Elles sont nécessairement liées à un agent tératogène exogène

2) Elles sont nécessairement liées à une anomalie du patrimoine génétique de l'un ou de l'autre des parents

3) Elles sont nécessairement découvertes à la naissance

4) Elles peuvent être découvertes avant la naissance

	1	2	3	4
Vrai	❑	❑	❑	❑
Faux	❑	❑	❑	❑

VII. A-2 Quel est le taux des femmes non immunisées contre la toxoplasmose ?

1) 1%

2) 5%

3) 10%

4) 15%

5) 25%

	1	2	3	4	5
Vrai	❑	❑	❑	❑	❑
Faux	❑	❑	❑	❑	❑

VII. A-3 Un homme atteint d'un syndrome de Klinfelter présente :

1) Une chromatine buccale positive

2) Un phénotype normal

3) Une azoospermie

4) Un caryotype à 46 chromosomes

	1	2	3	4
Vrai	❑	❑	❑	❑
Faux	❑	❑	❑	❑

VII. A-4 A propos de l'action tératogène du virus rubéolique sur l'embryon humain :

1) Elle est à redouter particulièrement dans le 2ème mois du développement

2) Elle est à redouter si la mère a présenté une rubéole pendant son enfance

3) Elle peut atteindre l'oeil, l'oreille interne, le coeur

4) Elle peut être responsabe de la naissance d'individus porteurs d'une aberration chromosomique

	1	2	3	4
Vrai	❑	❑	❑	❑
Faux	❑	❑	❑	❑

VII. A-5 Quelle est la formule chromosomique d'un garçon atteint de mongolisme?

1) 47, XY + 21

2) 47, XX + 21

3) 47, XXX + 21

4) 47, XXY

5) 47, XYY

	1	2	3	4	5
Vrai	❑	❑	❑	❑	❑
Faux	❑	❑	❑	❑	❑

VII. A-6 Devant la naissance d'un individu trisomique 21, la mère étant agée de 25 ans, et cette naissance étant précédée de 2 enfants apparemment normaux :

1) Il faut étudier le caryotype de la mère

2) Il faut étudier le caryotype du père

3) Il faut étudier le caryotype des deux aînés

4) Il faut soupçonner une maladie virale au cours du 2ème mois, et passée inaperçue

	1	2	3	4
Vrai	❑	❑	❑	❑
Faux	❑	❑	❑	❑

VII. A-7 Quel est le pourcentage des nouveaux-nés présentant des malformations congénitales ?

1) 0.5%

2) 1/2000

3) 1/700

4) 2 à 3%

	1	2	3	4
Vrai	❑	❑	❑	❑
Faux	❑	❑	❑	❑

VII. A-8 Quels sont les seuls cas où l'on ne pratique pas systématiquement une amniocentèse pour dépister un syndrome de Down ?

1) Antécédents familiaux

2) Femme ayant déjà eu un enfant malformé

3) Parents porteurs d'une translocation connue

4) Père de plus de 38 ans

5) Mère de plus de 38 ans

	1	2	3	4	5
Vrai	❑	❑	❑	❑	❑
Faux	❑	❑	❑	❑	❑

VII. A-9 Une femme atteinte d'un syndrome de Turner présente :

1) Un caryotype normal

2) Une chromatine buccale négative

3) Un phénotype normal

4) Une stérilité par absence d'ovocytes

	1	2	3	4
Vrai	❑	❑	❑	❑
Faux	❑	❑	❑	❑

VII. A-10 Quelle est la trisomie la plus fréquente ?

1) La trisomie 18

2) La trisomie X

3) La trisomie 13

4) La trisomie 21

5) La trisomie 5

	1	2	3	4	5
Vrai	❑	❑	❑	❑	❑
Faux	❑	❑	❑	❑	❑

VII. A-11 Une femme met au monde une fillette atteinte d'un syndrome de Turner :

1) On peut incriminer une anomalie chromosomique dont le père est porteur

2) On aurait dû pratiquer une amniocentèse suivie d'un caryotype car cette anomalie est le plus souvent prévisible

3) On peut incriminer une anomalie chromosomique dont elle-même est porteuse

4) Cette femme a très peu de risque, statistiquement, d'avoir une autre fille porteuse de la même anomalie chromosomique

	1	2	3	4
Vrai	❑	❑	❑	❑
Faux	❑	❑	❑	❑

VII. A-12 Quels sont les types de malformations les plus fréquents ?

1) Malformations de l'appareil urinaire

2) Malformations du tube digestif

3) Anencéphalies

4) Malformations cardiaques

5) Malformations des membres

	1	2	3	4	5
Vrai	❑	❑	❑	❑	❑
Faux	❑	❑	❑	❑	❑

VII. A-13 A propos des malformations congénitales en général :

1) Elles ne peuvent pas être découvertes avant la naissance

2) Elles sont toujours découvertes à la naissance

3) Elles sont le plus souvent liées à une cause héréditaire

4) Elles n'ont le plus souvent aucune cause évidente

	1	2	3	4
Vrai	❑	❑	❑	❑
Faux	❑	❑	❑	❑

VII. A-14 Parmi ces anomalies chromosomiques, lesquelles sont léthales à 100% ?

1) La monosomie X

2) La trisomie X

3) La trisomie 21

4) La triploïdie

5) La mosaïque

	1	2	3	4	5
Vrai	❑	❑	❑	❑	❑
Faux	❑	❑	❑	❑	❑

VII. A-15 A propos d'un sujet porteur d'une translocation 15-21 :

1) Il peut avoir des enfants de génotype normal

2) Il peut avoir des enfants de phénotype normal, mais de génotype anormal

3) Il peut avoir parmi ses petits enfants un ou des trisomiques 21

4) Il ne peut avoir que des enfants trisomiques 21

	1	2	3	4
Vrai	❑	❑	❑	❑
Faux	❑	❑	❑	❑

VII. A-16 Qu'est-ce que l'hypospadias ?

1) Le fait d'avoir des doigts soudés

2) Une communication inter-auriculaire

3) Une malformation des pieds

4) Le fait d'avoir des membres courts

5) Une malformation du méat urinaire chez le garçon

	1	2	3	4	5
Vrai	❑	❑	❑	❑	❑
Faux	❑	❑	❑	❑	❑

VII. A-17 Une femme met au monde une fillette atteinte d'un syndrome de Turner :

1) On peut incriminer une anomalie chromosomique dont le père est porteur

2) On peut incriminer une anomalie chromosomique dont elle-même est porteuse

3) On peut incriminer un agent toxique (viral par exemple)

4) Elle a très peu de risques, statistiquement, d'avoir une autre fille porteuse de la même anomalie chromosomique

	1	2	3	4
Vrai	❑	❑	❑	❑
Faux	❑	❑	❑	❑

VII. A-18 Madame X agée de 23 ans, a un frère aîné atteint du syndrome de Down, et une soeur de 16 ans normale. Elle est enceinte pour la première fois :

1) Elle n'a qu'un risque extrêmement faible d'avoir un enfant trisomique 21 étant donné son jeune âge

2) Son caryotype ne peut pas montrer une translocation intéressant un chromosome 21 puisqu'elle est féconde

3) Si son caryotype montre une telle translocation, elle n'a de risque d'avoir un enfant trisomique 21 que si son époux porte la même translocation

4) On peut craindre à priori qu'elle est porteuse d'une translocation intéressant un chromosome 21

	1	2	3	4
Vrai	❑	❑	❑	❑
Faux	❑	❑	❑	❑

VII. A-19 Quel est le taux des malformations congénitales à la naissance ?

1) 1 à 2%

2) 2 à 3%

3) 5%

4) 10%

5) 20%

	1	2	3	4	5
Vrai	❑	❑	❑	❑	❑
Faux	❑	❑	❑	❑	❑

VII. A-20 A propos des malformations congénitales :

1) Elles sont nécessairement liées à une altération du patrimoine génétique de l'individu

2) Elles sont nécessairement liées à une altération du patrimoine génétique des deux parents

3) Elles sont nécessairement découvertes immédiatement après la naissance

4) Elles peuvent être découvertes à l'âge adulte

	1	2	3	4
Vrai	❑	❑	❑	❑
Faux	❑	❑	❑	❑

VII. A-21 Quels sont les élément qui n'ont pas d'effets nocifs sur le foetus?

1) Le tabac

2) La drogue

3) Les antibiotiques

4) La penicilline

5) Les cyclines

	1	2	3	4	5
Vrai	❑	❑	❑	❑	❑
Faux	❑	❑	❑	❑	❑

VII. A-22 Madame Y est enceinte de 4 mois. Un de ses enfants âgé de 2 ans présente une cécité due à une toxoplasmose pendant sa grossesse et traitée ultérieurement. Elle craint que le foetus ne soit atteint de la même maladie car elle a l'habitude de consommer de la viande crue :

1) Ce risque existe avec une forte probabilité

2) Ce risque n'existe pas, il s'agit d'un accident, donc non reproductible

3) Ce risque existe, la mère peut être à nouveau contaminée par le parasite

4) Ce risque n'existe pas, la mère est désormais immunisée

	1	2	3	4
Vrai	❑	❑	❑	❑
Faux	❑	❑	❑	❑

VII. A-23 La toxoplasmose est un parasite :

1) Qui est bénin pour l'embryon

2) Qui traverse le placenta à partir du 2ème trimestre de gestation

3) Contre lequel 15% des femmes sont immunisées

4) Qui s'attrappe en mangeant de la viande crue

5) Qui crée des lésions foetales uniquement cérébrales

	1	2	3	4	5
Vrai	❑	❑	❑	❑	❑
Faux	❑	❑	❑	❑	❑

VII. A-24 A propos des agents tératogènes exogènes :

1) Ils sont à redouter particulièrement entre les 3ème et 8ème semaines du développement

2) Ils sont toujours impliqués dans la survenue d'une malformation congénitale

3) Ils peuvent être à l'origine de malformations cardiaques

4) Ils doivent être tenus pour responsable de la plupart des maladies métaboliques congénitales

	1	2	3	4
Vrai	❑	❑	❑	❑
Faux	❑	❑	❑	❑

VII. A-25 Un enfant présente les malformations suivantes, malformation du cou, petite taille, stérilité, sexe femimin. De quelle anomalie est-il atteint ?

1) Trisomie

2) Syndrôme de Klinefelter

3) Syndrôme de Turner

4) Syndrôme de superfemelle

	1	2	3	4
Vrai	❑	❑	❑	❑
Faux	❑	❑	❑	❑

VII. A-26 A propos de rubéole contractée par une femme enceinte non immunisée, dans le 2ème mois de sa grossesse :

1) On craindra surtout la naissance d'un enfant porteur d'anomalies des membres

2) On craindra la naissance d'un enfant porteur d'une anomalie de l'oreille interne ou du coeur

3) L'embryon ne court aucun risque

4) Le caryotype foetal ne montrera aucune anomalie en liaison avec cette infection

	1	2	3	4
Vrai	❑	❑	❑	❑
Faux	❑	❑	❑	❑

VII. A-27 Quelle est la cause maternelle la plus fréquente d'une hypertrophie du pancréas foetal ?

1) La prise de drogues

2) Un régime hyposodé

3) Le diabète

4) La prise d'antibiotiques

5) Le tabac et l'alcool à fortes doses

	1	2	3	4	5
Vrai	❑	❑	❑	❑	❑
Faux	❑	❑	❑	❑	❑

VII. A-28 Une grossesse de trois mois est en cours, dans une famille où existent des antécédents de myopathie de Duchenne maladie liée au chromosome X :

1) Une amniocentèse est à prévoir, notamment pour le caryotype foetal

2) Le seul fait de savoir que le foetus est un garçon ne permet pas d'affirmer qu'il sera atteint de la maladie

3) Le seul fait de savoir que le foetus est une fille permet d'affirmer qu'elle ne sera pas atteinte de la maladie

4) L'échotomographie est l'examen primordial permettant d'affirmer l'existence de la maladie

	1	2	3	4
Vrai	❑	❑	❑	❑
Faux	❑	❑	❑	❑

VII. A-29 Que donne la non fermeture du neuropore antérieur ?

1) Un spina bifida

2) Un syndrôme de Klinefelter

3) Une môle hydatiforme

4) Une anencéphalie

	1	2	3	4
Vrai	❑	❑	❑	❑
Faux	❑	❑	❑	❑

VII. A-30 Les anomalies chromosomiques à la naissance représentent :

1) 1/100 des nouveaux-nés

2) 1/200 des nouveaux-nés

3) 1/1000 des nouveaux-nés

4) 1/2500 des nouveaux-nés

	1	2	3	4
Vrai	❑	❑	❑	❑
Faux	❑	❑	❑	❑

VII. A-31 Quelle est la localisation de la plupart des grossesses ectopiques ?

1) Le vagin

2) La cavité péritonéale

3) Les trompes

4) Les ovaires

	1	2	3	4
Vrai	❑	❑	❑	❑
Faux	❑	❑	❑	❑

VII. A-32 Quel est le caryotype du syndrôme de Turner ?

1) 46, XX

2) 47, XXY

3) 45, X

4) 45, XY

	1	2	3	4
Vrai	❑	❑	❑	❑
Faux	❑	❑	❑	❑

VII. A-33 A propos des avortements spontanés :

1) Ils représentent 50% des grossesses non reconnues

2) La cause la plus fréquente est une anomalie chromosomique

3) Ils ont lieu à 90% au premier semestre

4) Ils ont lieu à 10% au deuxième semestre

5) Ils représentent 25% des grossesses reconnues

	1	**2**	**3**	**4**	**5**
Vrai	❑	❑	❑	❑	❑
Faux	❑	❑	❑	❑	❑

VII. A-34 Quels organes peuvent être touchés par les radiations ionisantes?

1) Le cerveau

2) Le tube digestif

3) Les yeux

4) Les membres

5) Les cellules germinales

	1	**2**	**3**	**4**	**5**
Vrai	❑	❑	❑	❑	❑
Faux	❑	❑	❑	❑	❑

VII. A-35 Quelles sont les conséquences du syndrôme de Turner sur l'ovaire ?

1) Aucune

2) L'atrophie

3) L'hypertrophie

4) La surproduction d'hormones stéroïdes

	1	**2**	**3**	**4**
Vrai	❑	❑	❑	❑
Faux	❑	❑	❑	❑

VII. A-36 Quelles maladies font partie des maladies héréditaires de déterminisme génétique ?

1) L'hémophilie

2) La mucoviscidose

3) La phénylalaninémie

4) La thalassémie

	1	2	3	4
Vrai	❑	❑	❑	❑
Faux	❑	❑	❑	❑

VII. A-37 Que donne la non fermeture du neuropore postérieur ?

1) Un spina bifida

2) Un syndrôme de Klinefelter

3) Une môle hydatiforme

4) Une anencéphalie

	1	2	3	4
Vrai	❑	❑	❑	❑
Faux	❑	❑	❑	❑

B- Questions à réponses ouvertes et courtes (QROC).

VII. B-1 Donner des exemples d'anomalies chromosomiques

VII. B-2 Citer différents types de malformations

VII. B-3 Donner des exemples de facteurs tératogènes exogènes

VII. B-4 Quels sont les médicaments susceptibles de provoquer des malformations ?

VII. B-5 Quels sont les systèmes ou appareils les plus fréquemment intéressés par les malformations ?

VII. B-6 Quelle est la cause la plus fréquente d'avortement spontané au 1er trimestre de gestation ?

VII. B-7 Citer l'anomalie chromosomique la plus fréquemment recherchée par amniocentèse précoce chez une femme enceinte de 40 ans

VII. B-8 Quel est le pourcentage des trisomies 21 ?

VII. B-9 Quelle est la plus fréquente des malformations internes ?

VII. B-10 Quelle est l'enzyme dosée dans le liquide amniotique en cas de non fermeture d'un neuropore ?

VII. B-11 Quelles sont les conditions systématiques pour la réalisation d'un caryotype foetal ?

VII. B-12 Quelle est la fréquence d'apparition d'anomalies chromosomiques ?

VII. B-13 Quelle est la fréquence d'apparition du syndrome de Klinfelter ?

VII. B-14 Quelle est la fréquence d'apparition du syndrome de Turner ?

VII. B-15 Quels sont les différents modes de surveillance du foetus in-utéro ?

SOLUTIONS

LES MALFORMATIONS.

A- Questions à choix multiples (QCM).

VII. A-1	1	2	3	4
Vrai	☐	☐	☐	☒
Faux	☒	☒	☒	☐

VII. A-2	1	2	3	4	5
Vrai	☐	☐	☐	☒	☐
Faux	☒	☒	☒	☐	☒

VII. A-3	1	2	3	4
Vrai	☒	☒	☒	☐
Faux	☐	☐	☐	☒

VII. A-4	1	2	3	4
Vrai	☒	☐	☒	☐
Faux	☐	☒	☐	☒

VII. A-5	1	2	3	4	5
Vrai	☒	☐	☐	☐	☐
Faux	☐	☒	☒	☒	☒

VII. A-6	1	2	3	4
Vrai	☒	☒	☒	☐
Faux	☐	☐	☐	☒

VII. A-7	1	2	3	4
Vrai	☐	☐	☐	☒
Faux	☒	☒	☒	☐

VII. A-8	1	2	3	4	5
Vrai	☐	☐	☐	☒	☐
Faux	☒	☒	☒	☐	☒

VII. A-9	1	2	3	4
Vrai	☐	☒	☐	☒
Faux	☒	☐	☒	☐

VII. A-10	1	2	3	4	5
Vrai	☐	☐	☐	☒	☐
Faux	☒	☒	☒	☐	☒

VII. A-11	1	2	3	4
Vrai	☐	☒	☐	☒
Faux	☒	☐	☒	☐

VII. A-12	1	2	3	4	5
Vrai	☐	☐	☐	☐	☒
Faux	☒	☒	☒	☒	☐

VII. A-13	1	2	3	4
Vrai	☐	☐	☐	☒
Faux	☒	☒	☒	☐

VII. A-14	1	2	3	4	5
Vrai	☐	☐	☐	☒	☐
Faux	☒	☒	☒	☐	☒

VII. A-15	1	2	3	4
Vrai	☒	☒	☒	☐
Faux	☐	☐	☐	☒

VII. A-16	1	2	3	4	5
Vrai	☐	☐	☐	☐	☒
Faux	☒	☒	☒	☒	☐

VII. A-17	1	2	3	4
Vrai	☐	☐	☐	☒
Faux	☒	☒	☒	☐

VII. A-18	1	2	3	4
Vrai	☐	☐	☐	☒
Faux	☒	☒	☒	☐

VII. A-19	1	2	3	4	5
Vrai	☐	☒	☐	☐	☐
Faux	☒	☐	☒	☒	☒

VII. A-20	1	2	3	4
Vrai	☐	☐	☐	☒
Faux	☒	☒	☒	☐

VII. A-21	1	2	3	4	5
Vrai	☐	☐	☐	☒	☐
Faux	☒	☒	☒	☐	☒

VII. A-22	1	2	3	4
Vrai	☐	☐	☐	☒
Faux	☒	☒	☒	☐

VII. A-23	1	2	3	4	5
Vrai	☐	☐	☐	☒	☐
Faux	☒	☒	☒	☐	☒

VII. A-24	1	2	3	4
Vrai	☒	☐	☒	☐
Faux	☐	☒	☐	☒

VII. A-25	1	2	3	4
Vrai	☒	☐	☐	☐
Faux	☐	☒	☒	☒

VII. A-26	1	2	3	4
Vrai	☐	☒	☐	☒
Faux	☒	☐	☒	☐

VII. A-27	1	2	3	4	5
Vrai	☐	☐	☒	☐	☐
Faux	☒	☒	☐	☒	☒

VII. A-28	1	2	3	4
Vrai	☒	☐	☐	☐
Faux	☐	☒	☒	☒

VII. A-29	1	2	3	4
Vrai	☐	☐	☐	☒
Faux	☒	☒	☒	☐

VII. A-30	1	2	3	4
Vrai	☐	☒	☐	☐
Faux	☒	☐	☒	☒

VII. A-31	1	2	3	4
Vrai	☐	☐	☒	☐
Faux	☒	☒	☐	☒

VII. A-32	1	2	3	4
Vrai	☐	☐	☒	☐
Faux	☒	☒	☐	☒

VII. A-33	1	2	3	4	5
Vrai	☐	☐	☐	☐	☒
Faux	☒	☒	☒	☒	☐

VII. A-34	1	2	3	4	5
Vrai	☒	☐	☒	☒	☒
Faux	☐	☒	☐	☐	☐

VII. A-35	1	2	3	4
Vrai	☐	☒	☐	☐
Faux	☒	☐	☒	☒

VII. A-36	1	2	3	4
Vrai	☒	☒	☒	☒
Faux	☐	☐	☐	☐

VII. A-37	1	2	3	4
Vrai	☒	☐	☐	☐
Faux	☐	☒	☒	☒

B- Questions à réponses ouvertes et courtes (QROC).

VII. B-1 - Trisomie 21 : mongolisme,
- syndrome de Turner : 45, X,
- syndrome de Klinfelter : 47, XXY

VII. B-2 - Bec de lièvre et fentes vélo-palatine,
- sténose du pylore,
- pied-bot varus équin,
- luxation congénitale de la hanche,
- anencéphalie et spina-bifida

VII. B-3 - Viroses,
- parasitoses,
- radiations ionisantes,
- médicaments

VII. B-4 - Thalidomides,
- anti-métabolites,
- stéroïdes,
- androgènes

VII. B-5 - Système nerveux central,
- appareil digestif,
- appareil uro-génital

VII. B-6 Les anomalies chromosomiques

VII. B-7 La trisomie 21

VII. B-8 1/700 nouveaux nés

VII. B-9 Les malformations cardiaques

VII. B-10 L'acétylcholinestérase

VII. B-11 A partir de 38 ans

VII. B-12 1/200 des nouveaux-nés

VII. B-13 1/2500 des nouveaux-nés filles : 47, XXY

VII. B-14 1/1000 nouveaux-nés garçons : 45, X

VII. B-15 - Echographie,

- caryotype à 28 semaines,

- biopsie trophoblastique,

- ponction du sang foetal au niveau du cordon (18-20ème semaine)